食疗养生靓汤

郑瑞星 编著

华龄出版社
HUALING PRESS

责任编辑：程 扬
责任印制：李未圻

图书在版编目（ＣＩＰ）数据

食疗养生靓汤 / 郑瑞星编著 . –– 北京：华龄出版
社 , 2020.12
　　ISBN 978–7–5169–1778–7

　　Ⅰ . ①食… Ⅱ . ①郑… Ⅲ . ①食物疗法－汤菜－菜谱
Ⅳ . ① R247.1 ② TS972.122

　　中国版本图书馆 CIP 数据核字 (2020) 第 224857 号

书　　名：食疗养生靓汤
作　　者：郑瑞星 编著
出 版 人：胡福君
出版发行：华龄出版社
地　　址：北京市东城区安定门外大街甲57号　邮　　编：100011
电　　话：010-58122246　　　　　　　传　　真：010-84049572
网　　址：http://www.hualingpress.com
印　　刷：武汉市金港彩印有限公司
版　　次：2021年1月第1版　　　2021年1月第1次印刷
开　　本：880mm×1230mm 1/32　印　　张：10.75
字　　数：223 千字
定　　价：58.00 元

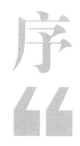

序

中华民族自古以来就是一个多文化的民族，也是一个不屈不挠的民族，几千年来，历经无数次疫病肆虐，结果都是战胜疫病，民族不断发展前行。每经历一次困难，就会坚强一次，成长一次，善于总结是我们民族的优点，"非典"与"新冠肺炎"的两次疫情，我们不仅没有被吓怕，反而变得更加强大。这种敢抗争、不怕输、勇于争取胜利的性格，就是我们的民族精神。我们善于从生活中总结经验，中医药就是通过几千年劳动人民在生活实践中不断总结提炼出的宝贵经验，是祖国瑰丽的文化之宝，汤剂是食品与药品融合，部分食品既是药品，又是食品，药食同源。食疗在中医药文化中是重要组成部分，《汤药本草》《食疗本草》等著作都记载了饮食汤料的服用方法，为我们提供了许多生活中的食疗范例。本书仅从日常生活中提炼部分有相当功效的，并经实践研究可行的汤料提供给广大厨艺爱好者，每日一汤，提高我们的免疫力，增进我们的健康。

郑瑞星　2020.3

说明

  日常生活中人们对食疗都有一定的认识，但如何配置汤料才适合一家人的脾胃，却难于对号入座。随着食药同源食品的不断推出，吃饭防病，吃出健康已是共识。食疗汤方是家居养生保健较好的选择，既适合肉类炖或煲，又适合素食者的煮水饮用或"加糖"做成功能性饮料食用。本书中的"每日一汤"从不同角度为居家调养，保健延年提供了不一样的汤料，适合每个普通人特别是岭南人的饮食特点及习惯，部分汤方饮用口感良好，亦有部分以食疗为目的，入口口感不佳，因此煲汤从一两碗开始，好饮则多放些水，不至于浪费，达到养生与节约的多重目的。中医看重的是食物的整体功能，饮食调理，以"热者寒之，寒者热之，虚者补之，实者泻之"和"五味相调，性味相连"为原则，通过调理达到阴阳平衡，体质不断增强，达到延年益寿的目的。每个汤方适合2~4人饮用，如果多人饮用可在执业药师指导下增加汤料用量。

  有些汤方由于前面已有药品功用说明，因此部分汤方不再说明（直接省略）。此书得到彭兰、梁劲恩、陈彩丹等师生的帮助，在此一并致谢。

2020年春

目录 ``

引言　医药学渊源

　　本人（作者），郑瑞星，男，出生于 1975 年 7 月 7 日。程村镇下埗村，很小的时候受家里老奶奶的熏陶对医学有一些好奇，我的奶奶叫来就婆（莫媛）会艾灸。四乡八里的人都会到家里来叫奶奶（来就婆）灸上"两照"艾火。小时候看到奶奶为人"烧艾火"（艾灸）有些不可思议，那么疼怎么还有人要灸呢？后来知道艾灸是可以治病的。由于奶奶艾灸效果好，许多人都会时不时过来请奶奶到家为其家人灸上几柱"救命火"。

　　奶奶也是当时整个乡（当时叫程村公社红旗大队）的接生高手。不管哪家有人生小孩，都会叫奶奶过去帮忙接生（公社化时代，女人生小孩都在家，由接生婆接生）。奶奶的接生技术一流。在当时艰苦的条件下"靠一把剪刀，一个火水灯，一团艾绒"就可以接生，并且照顾过 12 天，无一失手。创造了红旗大队接生小孩的奇迹（现在但凡年长的人一听讲"来就婆"就竖起大拇指）。听奶奶讲过接生的故事：村里有一吴姓妇女难产，当时小孩刚娩出时已无呼吸，全身发紫。产妇也面色苍白，大汗湿身，大口喘气。奶奶叫人端来一盆热水，在水汽蒸腾下吊起小孩双脚拍打，揉按，渐渐地婴儿身子变红润，最后孩子"哇"的一声哭出声来了，孩子有救了，同时让人为产妇擦干汗，换衣，保暖身子并服生姜炒鸡汤，最后母子平安。

我的出生也是奶奶给断的脐（剪脐带）。我从小由于受奶奶的耳濡目染，很小就产生了对医学的向往。但当时还小，因此觉得那"东西"（艾灸和"接生剪脐带"的事）很高深，不是容易学的。小孩子有时又会被艾烟呛得不敢接近，所以虽然好奇，也只是远远看着。

看到上学后凡是有关医学的知识我都留心，如《李时珍小时候的故事》就特别喜欢，但《本草纲目》小时候没钱买，也买不到。由于从小生活在农村，在父母亲的指点下也认识了许多中草药，如白背叶，山银花，山枝子，半枝莲，蛇舌草，艾草，紫苏叶，艾叶，淡竹叶，桑叶，菊花，马齿苋等。如今父亲还在专卖店里卖那些药食同源的药材，而母亲偶尔也会用奶奶教会的那些艾灸知识为有需要的人烧一身"艾火"（艾灸）。

小时候读书，由于学校靠近大队卫生院，我家姐姐又在卫生院工作，放学时我也常常会跑到姐姐上班的卫生院玩，听到那叮叮当当的舂药声特别开心，也特别好奇。当无人时总是找出杏仁、甘草放进去，叮当叮当地敲起来，记忆中有一位"高医生"是最和蔼可亲的，并且医术也很高明。有次我牙痛得很厉害，整夜都没睡，第二天早上在妈妈的陪同下找高医生开了两剂有"淡竹"的中药喝下去，晚上就已经不痛了，这事直到现在还记得，当时，我就想长大了我也要当一名医生。

1991 年中专毕业后，我进了城。在二姐夫家开的 (安宁诊所) 陈东强诊所帮忙，从这个时候起真正开始学习医学知识。由于诊所以中医药为主，因此接触最多的是中药。每天除了卖药，还不断学习《中药学》《中医方药学》《神农本草经》《中医基础》等书籍，1994 年参加阳江市卫生局组织的药工统考，取得药工证。由于对学医的兴趣不断增强，并且在陈湘老医师 (原江城区卫协会副会长) 的指导与鼓励下，有重点地阅读了"健康报"光明出版社印刷的振兴中医刊售教材《中药学》《中医基础学》《中医诊断学》等，渐渐地对各类医学书籍都有一种阅读之而后快的感觉。比如《景岳全书》《妇人规》《妇科玉尺》《本草纲目》《黄帝内经》《伤寒论》等书自然读了，但有大部分不太懂，有些在当时就请教陈湘老医师或者陈东强医生。这样也还是满足不了对医学的探求。于是 1996 年参加了成人高考，入读于广州中医药大学，并于 2002 年在广州中医药大学函授毕业。经过努力和多方实践于 2007 年取得省级中药师资格证。直到现在医学书籍还是手不释卷，如中医临床必读丛书，中国百年百名中医临床家丛书，知识在理论与临床实践中，能力不断提升，感觉这些书籍确是中医之瑰宝。现在真的理解了，读书使人进步，实践出真知，书中自有颜如玉。

药物的性味

药物的性味，通常是指四气五味，四气又称四性，是指药物的寒、热、温、凉四种不同的药性，药性的论定是通过实际的疗效反复验证的总结。一般认为，凡能治热证的药物，多属寒性或凉性；能治寒证的药物，大多属热性或温性；寒与凉，热与温的区别，仅是程度上的区别。寒凉与温热是一个对立面，因为寒与凉同一性属，热与温也是同一性属，凉是微寒，热是大温。此外，尚有平性的药物，即既非寒凉，亦非温热，偏胜之气，不很明显，药性平和，但实际上仍有略属于微温或微凉，故曾有平性之名，而不独成一气。所以一般仍称四气，以此来概括药性。

四气主要是根据药物作用于人体之后所发生的不同反应和治疗效果而确定的。寒凉与温热是截然不同的两类药性，所谓温热者天之阳，凉寒者天之阴，可见寒凉属阴，温热属阳。寒凉药多是有清热、降火解毒之功，常用于大热烦渴，面红目赤，目呆涣散等阳证、热证。温热药多具有温阳、救逆、散寒之功，常用于畏寒肢冷，面色苍白，大便清稀，脉微等阴证、寒证。"寒者热之，热者寒之"，正是指出药物四气治疗疾病的原则。

五味，是指辛、甘、酸、苦、咸五种不同的药味。但有些药具有淡味和涩味，前人有"淡附于甘，涩附于酸"的说法。所以实际上不止五味，习惯上仍称五味。《黄帝内经·素问》说："辛甘发散为阳，酸苦涌泄为阴，咸味涌泄为阴，淡味渗泄为阳。"正说明辛甘淡为阳，酸苦咸为阴。辛：有发散，行气或润养等作用，一般发汗的药物与行气的药物，大多数有辛味；某些补养的药也有辛味；甘：有滋补和中或缓急的作用，一般滋补性的药物及调和药性的药物，大多数有甘味；酸：有收敛、固涩等作用。一般带有酸味的药物，大都具有止汗、止渴等作用；苦：有泻火、燥湿、通泄、下降等作用。一般具有清热、燥湿、泄下和降逆作用的药物，大多数有苦味；咸：有软坚、散结或泻下等作用，一般能消散结块的药物和一部分泻下通便的药物，带有咸味。

由于药物有气同味不同，或味同气不同，其功效和作用就有不同，若味同性不同，或性同味不同，其作用就有明显的差异。如黄柏苦寒，可以清热燥湿；牛蒡子辛苦微寒，可以疏解风热；黄芪甘温，可以补气；石斛甘微寒，能养阴清热生津除烦。所以，对气味不能孤立看待，必须结合起来，全面认识，才能正确应用，适合病情调理身体，以达食疗的目的。

药物的归经

归经是指药物对人体某一部分奏效作用强，而对另一部分作用弱或无作用的一种趋向。如寒凉药物有清肺热、清肝热、清心热之殊。补益药有补肺、补肾之异。将药物对脏腑经络病变的作用进行归纳，使之条理化、系统化，便形成了药物的归经理论。如紫苑，款冬花能止咳平喘，用以治疗咳嗽气喘的肺气型寒证，这样便论定紫苑，款冬花归肺经。药物的归经，主要是从药物对脏腑经络病症的治疗效果中总结出来的。而药物的色、味、香、臭与它的归经之间也存在一定的联系。如青入肝，赤入心，黄入脾，白入肺，黑入胃，辛入肺，甘入脾，酸入肝，苦入心，咸入肾；燥入肝，焦入心，香入脾，腥入肺，腐入肾，因此，要确定药物的归经，必须将其治疗作用与气味，香臭，综合起来，全面分析，才能做出符合临床的归经结论。认识药物的归经主次，可以帮助掌握药物作用的重点，使之更好地发挥作用，提高食疗的针对性和有效性。

季节饮食调理

季节饮食调理，即随着一年四季之变化，根据季节的变换调节自己的饮食。这种四季调理的观念是中医学整体观念，辨证用药，因人而异。衣食住行是人体与外界联系的多个方面，但在饮食方面也应适应自然界四季气候的变化，而做相应的调整。即所谓春夏养阳，秋冬养阴。《内经》云："饮食有节，起居有常"；"精神内守，病安从来"饮食睡眠如能很好地调节，睡食安，则疾病少。

春季，人体肝气旺盛，所以饮食宜以甘为主，防止肝气生发太过，特别是平时肝阳偏亢者，春季最易引起肝风内动，宿病复发。故除了注意饮食调节外，最好以汤药预防，可用甘味食物养脾气。春在自然界主东方属木主风，在人体主肝，而肝气自然旺于春季，春季养生不好，故伤肝气，肝伤则不能生心火，到夏季火就不足，火不足而寒水便来侮之，于是发生寒性病变。因此春养肝阳尤为重要，注意保暖充足睡眠，然后注重汤食调理百病不生。

夏季，气候炎热，人体消化机能下降，湿气重易腹胀，因此宜吃平和清淡、易于脾胃消化的食物，消暑祛湿食物可多食如红豆薏米汤。夏天出汗较多，津液相对匮乏，故适宜葛根淮山汤等清热解暑。夏季也是人体心火旺盛，肺气衰的季节，因炎夏高热，人体大量出汗往往气随津泄，而导致气衰。故中医传统有"补气防暑法"，即在暑伏天吃点补益气血汤水如人参五味子汤，以扶助正气。故民间有冬吃萝卜夏吃姜之说。

秋季，天气干燥，呼吸道疾病和胃肠道疾病易发季节，因此应注意养阴润燥和饮食卫生，防病于未然。立秋过后，不可贪吃寒凉冷饮类食物，以免损伤脾胃。秋天天气干燥，多服些养阴生津汤类以防秋燥。秋季是万物成熟，收获的季节，也是千树落英，万花凋谢的季节，因此秋季以收养为主，调养秋收之气，饮食以少辛增酸润燥为主。如百合莲子汤，银耳红枣汤之类。

冬季，阴盛阳衰，是身体虚弱者进补的较好时机。冬季进补的关键是食补，补益之品甚多，可因人而异。气虚者，表现乏力、气短、头晕、出虚汗等症时，可用人参炖鸡汤；血虚者，表现面色萎黄、头晕眼花、手足麻木时，可以多吃红枣、阿胶炖汤，等等。总之食疗必须根据家人体质，结合季节变化适当选择汤方，在吃饭饮汤中慢慢调理，达到气血调和，强身健体。

中医食疗汤方按体质分类调理指南

（一）身体阴虚的调理

身体阴虚的特点表现为形体消瘦，生化乏源，午后面色潮红，口咽少津，口渴，心中时烦，心悸，头晕眼花，手足心热，月经不调，少眠，便干，尿黄，食欲不振，不耐寒热，多喜冷饮，脉细数，舌红少苔。

食疗汤药调养

可选用滋阴清热、滋养肝肾之品，如熟地、生地、沙参、知母、麦冬、天冬、黄精、阿胶、玄参、白芍、桑葚、枸杞子、鳖甲等，均有滋阴清热之作用，可按实际情况选用。常用沙参玉竹瘦肉汤、熟地麦冬瘦肉汤等。

（二）身体阳虚的调理

身体阳虚的特点，表现为神疲乏力，或面色淡白，精神萎靡，女性月经紊乱，男性遗精阳痿，平素怕寒喜暖，手足欠温，小便清长，大便时稀，唇淡口和，常有汗出，脉沉乏力，舌淡胖。

食疗汤药调养

可选用补阳祛寒、温养肝肾之品，常用药物有锁阳、韭菜子、巴戟天、大蒜、大茴香、淫羊藿、肉苁蓉、胡椒、白术、杜仲、熟附子、菟丝子、核桃、鹿尾巴、牛大力、海马等。若偏心阳虚者，黄芪桂枝尾龙骨汤；若偏脾阳虚者，人参附子瘦肉汤；脾肾两虚者可用巴戟肉苁蓉尾龙骨汤。

（三）身体气虚的调理

身体气虚的特点表现为少气懒言，面色白，气短、语声低怯，常自汗出，盗汗，动则尤甚，体倦健忘，腰膝酸软，女子月经不调，舌淡苔白，脉虚弱。

食疗汤药调养

可选用补益气血之品，如人参、黄芪、白术、茯苓、陈皮、升麻、苏叶、冬虫夏草、肉桂、鹿茸、丁香等。平常气虚之人宜常服四君子瘦肉汤，或参苓白术尾龙骨汤；肺气虚，宜选补肺汤类；肾气虚，多服补肾类汤。

（四）身体血虚的调理

身体血虚的特点，表现为面白无华或萎黄，面色苍白，心悸，头晕，四肢欠温，不耐劳作，易失眠，女子月经延期，舌质淡，脉细无力。

食疗汤药调养

可选用补血的药物如川芎、当归、熟地、阿胶、续断、鸡血藤、何首乌、红豆、桑葚、桂圆肉等。可常服当归补血瘦肉汤、四物补血瘦肉汤。若气血两虚，则须气血双补，可选参芪尾龙骨补血汤等。

（五）身体痰湿大的调理

身体痰湿大的特点表现为形体虚胖，嗜食肥甘，神倦身重，懒动，嗜睡，口中粘腻，或便溏，头晕，痰浊，水肿，女子表现月经失调，脉濡而滑，舌体胖，苔滑腻。

食疗汤药调养

痰湿与肺脾肾三脏虚实关系最为密切，故重点在于调补肺脾肾三脏。可选祛湿化痰药物如陈皮、枳壳、苏子、猪苓、川贝、杏仁、海藻、昆布、白果、北芥子等。食疗汤方可选用补肺类汤、补脾类汤、补肾类汤。若因肺失宣降，津失输布，液聚生痰者，当宣肺化痰，可选巴戟川贝陈皮瘦肉汤。

（六）身体实热的调理

体质实热的特点表现为形体壮实，面赤，声高气粗，好动，喜凉怕热，烦躁不安，女性月经易提早，口干舌燥、小便热赤，大便熏臭，脉洪数有力。

食疗汤药调养

可选用清热解毒之品，如生地黄、竹茹、鱼星草、夏枯草、葛根、蒲公英、地丁、莲藕、石斛、薏米等。食疗汤方可选二地瘦肉汤、莲藕薏米尾龙骨汤等可选用。

（七）身体气血郁滞的调理

气血郁滞体质的特点表现为形体消瘦或偏胖，面色苍暗或萎黄，时或性情急躁易怒，易于激动，时或忧郁寡欢，胸闷不舒，时欲太息，情绪低落，女子月经失调，舌淡红或舌边红、脉弦紧。

食疗汤药调养

可选用舒肝解郁，行气导滞之品。常用佛手、沉香、川楝子、小茴香、青皮、郁金、柴胡、甘松、台乌、陈皮、砂仁、枳壳等善于疏肝理气解郁的药为主。食疗汤方可选如柴胡郁金瘦肉汤、佛手郁金瘦肉汤等。

（八）身体血瘀的调理

身体气血瘀的具体表现为面色苍白或灰暗，形寒肢冷，腹痛或肢体疼痛，常暗疼或刺痛拒按，食入即吐，低热，潮热。舌质暗滞或舌边有瘀斑，脉弦。

食疗汤药调养

可选用活血祛瘀之品，常用药物可选：桃仁，红花，炮山甲，苏木，赤芍，田七，当归，元胡，丹参，水蛭，茜根等。可选用海马田七瘦肉汤，桃仁红花瘦肉汤等。

一、润燥汤

1. 熟地麦冬润肺汤

用料：麦冬 15 克、熟地 30 克、枸杞子 10 克、瘦肉适量，炖汤。

制作：（1）猪肉洗净，切件；麦冬、熟地、枸杞子洗净。

（2）把全部用料放入炖盅内，加水适量，炖盅加盖，隔开水文火炖 2 小时，调味供用。

功效：润肺补血。

适合阴伤肺燥，血虚咽干口苦，舌苔干黄偏红，难以入寐者。

注意：苔白湿大者不宜。

熟地：性味，归经：甘，微温，入肝、肾、心经

【功用】补血，滋阴，为补血滋阴药，善治血虚精亏之月经不调或面色萎黄。《本草纲目》：填骨髓，长肌肉，生精血，补五脏内伤不足，通血脉，利耳目，黑须发。

麦冬：性味，归经：甘，微苦，寒，入肺，心经

【功用】养阴清热，润肺止咳，润肠通便，养胃生津。《得

配本草》：生上焦津液，清胸膈之渴烦，治呕吐止吐血，消咳嗽，止泻精，疗痿厥，去支满，散结气。

2. 淮山沙参薏米汤

用料：沙参 20 克、薏米 30 克、红枣 10 粒、枸杞子 10 克、淮山 20 克、骨头适量，炖汤。

制作：(1) 猪骨洗净，切件；红枣去核、枸杞子洗净。沙参、薏米、淮山洗净。

（2）把全部用料放入炖盅内，加水适量，炖盅加盖，隔开水文火炖 2 小时，调味供用。

功效：养阴润肺。适合阴伤肺燥，脾虚湿滞，口咽干燥者。注意：孕妇不宜用。

淮山：性味，归经：甘，平，入肺、脾经

【功用】补益脾胃，滋肾益肺，治健忘遗精，《得配本草》：治虚热干咳，遗精泄泻，游风眼眩，惊悸健忘，生者捣敷疮毒，能消肿块，合蓖麻子更有效。阴虚火动者，久必脾气衰败，泄泻不止，淮山同芡实，莲子以食之，则补土不妨于水，乃为善治。得菟丝子，止遗泄，配人参，补肺气，佐羊肉，补脾阴，佐熟地，固肾水，合米仁，治泄泻。

沙参：性味，归经：甘，微寒，入肺，胃经

【功用】润肺止咳，养胃生津，《本草备要》：味淡体轻，专补肺气，清肺养肝，兼益脾胃。

薏米：性味，归经：甘，淡，微寒，入脾、肾、肺经

【功用】利水祛湿，祛风渗湿，清热消脓肿，健脾止泻。《雷公炮制药性解》：利肠胃，消水肿，祛风湿，疗脚气，治肺痿，健脾胃。

3. 莲藕枸杞子汤

用料：莲藕 50~100 克、枸杞子 10 克、猪骨适量，炖汤（煲汤）。

制作：（1）猪骨洗净，切件；莲藕削皮切块、枸杞子洗净。

（2）把全部用料放入锅内，加水适量，武火煮沸后，文火煲 1~2 小时，调味供用。

功效：养阴生津。老少皆宜。怕寒可加生姜 4 片或蜜枣 2 粒。

莲藕： 性味，归经：甘，寒，入脾经

【功用】解渴，醒酒，止血，散瘀，《得配本草》：和梨汁，治痰热，和蜜饮，治火温。

枸杞子： 性味，归经：甘，平，入肝，肾经

【功用】滋补肝肾，养肝明目，益精。《神农本草经》：枸杞：久服坚筋骨，轻身不老。

4. 野木瓜鸡脚汤

用料：野木瓜 30 克、红枣 7 粒、枸杞子 5 克、鸡脚适量，

煲汤。

制作:(1)鸡脚洗净,切件;野木瓜、红枣去核、枸杞子洗净。

(2)把全部用料放入锅内,加水适量,武火煮沸后,文火煲1小时,调味供用。

功效:强筋健骨。适合风湿骨痛,气血虚弱之筋骨痿软者。

野木瓜:性味,归经:酸,微温,入肝、脾经

【功用】舒筋活络,和胃化湿,《得配本草》:和胃理脾,化肝敛肺,专治筋病,能疗暑湿。

5. 花旗参(西洋参)炖竹丝鸡汤

用料:花旗参15克、红枣10粒、枸杞子7克、生姜4片、竹丝鸡半只,炖汤。

制作:(1)竹丝鸡洗净,切件;红枣去核、花旗参、枸杞子、生姜洗净。

(2)把全部用料放入炖盅内,加水适量,炖盅加盖,隔开水文火炖2小时,调味供用。

功效:益气养阴,生津。适合阴伤,气血虚,口干舌燥,消渴者。

西洋参(花旗参):性味,归经:甘,苦,凉,入肺、胃经

【功用】益气生津，养阴清热，《中医方药学》：用于肺阴虚咳嗽咯血，肺痿失音，常配沙参，天冬，阿胶，紫菀，贝母等同用。

6. 鸡骨草蜜枣炖猪横脷汤

用料：鸡骨草 50 克、蜜枣 4 粒、猪横脷一条，炖汤。

制作：（1）猪横脷洗净，切件；鸡骨草、蜜枣洗净。

（2）把全部用料放入炖盅内，加水适量，炖盅加盖，隔开水文火炖 1~2 小时，调味供用。

功效：清热解毒，清肝火。适合肝火热盛，心烦易怒，舌红口苦，难以入睡或乙肝阳性体质者。

鸡骨草：性味，归经：甘，淡，微寒，入肝、膀胱经

【功用】清热利湿，舒肝止痛，《中医方药学》：本药为甘淡寒之品，故有清利之功，常用于湿热黄疸，多与田基王，车前草，金钱草等同用，亦可用于慢性肝炎及早期肝硬化。

7. 松茸无花果炖鸡汤

用料：松茸 30 克、无花果 3 个、枸杞子 5 克、鸡半只，炖汤。

制作：（1）鲜鸡洗净，切件；松茸、无花果、枸杞子洗净。

（2）把全部用料放入炖盅内，加水适量，炖盅加

盖，隔开水文火炖 2 小时，调味供用。

功效：养阴润肺。适合肺燥津少，血虚干咳者，老少皆宜。

松茸：性味，归经：淡、温，归肾、胃二经

【功用】提高免疫力，抑制癌细胞生成，降糖，补肾强身，理气化痰。

无花果：性味，归经：甘、凉，入肺、胃、大肠经

【功用】清热生津，健脾开胃，解毒消肿。

8. 龙俐叶杏仁猪肺汤

用料：龙俐叶 5 克、杏仁 20 克、猪肺适量，煲汤（炖汤）。

制作：（1）猪肺洗净，切块；杏仁捣碎和龙脷叶装入汤袋内洗净。

（2）把全部用料放入锅内，加水适量，武火煮沸后，文火煲 1 小时，调味供用。

功效：止咳化痰。适合痰多气促，肺燥痰黏或痰黄稠者，阳实体质效果更好。

龙脷叶：性味，归经：甘，淡，平，入肺经

【功用】润肺止咳。

杏仁（北杏仁，南杏仁）：性味，归经：苦，温，有小毒，入肺，大肠经

【功用】止咳平喘，润肠通便，《得配本草》：泻肺降气，

行痰散结，润燥解肌，消食积，通大便，解锡毒，杀狗毒，逐奔豚，杀蛔虫。

9. 羊肚菌炖老鸭汤

用料：羊肚菌 50 克、红枣 7 粒、枸杞子 5 克、老鸭半只。

制作：（1）老鸭洗净，切件；羊肚菌洗净清水浸半小时，红枣去核洗净，枸杞子洗净。

（2）把全部用料放入炖盅内，加水适量，炖盅加盖，隔开水文火炖 2 小时，调味供用。

功效：健胃益气。适合脾胃气血虚者，老少皆宜。

羊肚菌：性味，归经：甘、平，归脾、胃经

【功用】和胃消食，理气化痰，主治消化不良，痰多咳嗽。

10. 椰子炖鸡汤

用料：椰子一只、鸡半只、红枣 7 粒、枸杞子 7 克。

制作：（1）鲜鸡洗净，切件；椰子取椰汁和椰肉另放。红枣去核、枸杞子洗净。

（2）把全部用料放入炖盅内，加水适量，炖盅加盖，隔开水文火炖 2 小时，调味供用。

功效：养阴润肺。清热生津，适合实热津伤，口干舌燥饮用。

椰子：性味，归经：甘、凉，归肺，大肠经

【功用】补虚，生津，利尿，杀虫。

11. 椰子石斛西洋参汤

用料：椰子 30 克、石斛 15 克、西洋参 5 克、生姜 4 片、猪骨适量，炖汤。

制作：（1）猪骨洗净，切件；椰子取椰汁和椰肉另放。石斛、西洋参、生姜洗净。

（2）把全部用料放入炖盅内，加水适量，炖盅加盖，隔开水文火炖 2 小时，调味供用。

功效：养阴生津、益气。适合气血虚，阴伤内热，阳实体质。

石斛：性味，归经：甘、微寒，入胃、肺经

【功用】养阴润燥，清热生津，清虚热，《神农本草经》：主伤中，除痹，下气，补五脏虚劳，赢瘦，强阴，久服厚肠胃，轻身延年。

西洋参：性味，归经：甘、苦、凉，入肺、胃经

【功用】益气生津，养阴清热，《中医方药学》：用于肺阴虚咳嗽咯血，肺痿失声，常配沙参，天冬，阿胶，紫苑，贝母等同用。

12. 椰子石斛汤

用料：椰子一个、石斛 15 克、猪骨适量，炖汤。

制作：（1）猪骨洗净，切件；椰子取椰汁和椰肉，石斛洗净。

（2）把全部用料放入炖盅内，加水适量，炖盅加盖，隔开水文火炖 2 小时，调味供用。

功效：养阴清热。适合实热，舌红苔黄，阳盛体质多用。

13. 土茯苓草龟汤

用料：土茯苓 50 克、草龟一只、红枣 7 粒、枸杞子 7 克。

制作：（1）草龟洗净，热水烫会，切件；土茯苓、红枣（去核）、枸杞子洗净。

（2）把全部用料放入锅内，加水适量，武火煮沸后，文火煲 2 小时，调味供用。

功效：祛湿养阴。适合实热湿重，舌苔厚，神倦身重痰湿性体质。

土茯苓：性味，归经：甘，淡，平，入肝、胃经

【功用】解毒利湿，利水消肿，《本草原始》：健脾胃，强筋骨，去风湿，利关节炎，止泻泄，治拘挛骨痛，去疮痈肿，解汞粉，银朱毒。

二、杂谈类

14. 黄芪桂枝补气汤

用料：桂枝 10 克、干姜 5 克、白术 10 克、茯苓 10 克、黄芪 15 克、当归 10 克、骨头适量，炖汤。

制作：（1）猪骨洗净，切件；桂枝、干姜、白术、茯苓、黄芪、当归洗净。

（2）把全部用料放入炖盅内，加水适量，炖盅加盖，隔开水文火炖 2 小时，调味供用。

功效：驱寒补血、提气。适合气血虚，易感风寒，气虚，阳虚体质皆宜。

黄芪：性味，归经：甘，微温，入肺、脾经

【功用】补脾益气，固表止汗，益气开胃，利水退肿，排毒排脓生肌，适用于自汗，盗汗，血痹，浮肿，痈疽不溃，内伤劳倦，脾虚泄泻，脱肛及气血虚弱症。

桂枝：性味，归经：辛，甘，温，入肺、膀胱经

【功用】发汗解表，温经散寒，通阳化气，《得配本草》：通血脉，达营卫，去风寒，发邪汗，为内热外寒之圣剂，治

肩膀诸药之导引。

15. 杜仲枸杞子补肾汤

用料：杜仲 10 克、枸杞子 10 克、菟丝子 10 克、羊藿叶 10 克（汤包袋装）、骨头适量，炖汤。

制作：（1）猪骨洗净，切件；杜仲、枸杞子、菟丝子、羊藿叶（汤包袋装）洗净。

（2）把全部用料放入炖盅内，加水适量，炖盅加盖，隔开水文火炖 2 小时，调味供用。

功效：壮腰健肾，补肾促排卵。适合肾虚脏寒，特别是女子宫寒，不易受孕，此汤促进排卵，肝肾体虚者皆宜。

杜仲：性味，归经：甘，苦，温，入肝、肾经

【功用】补肾壮骨，强筋活络，安胎，降压，常配黄芪，川断，骨碎补，补骨脂，自然铜，对跌打骨折有良效。《本草纲目》：主治：腰膝痛，补中益气，坚筋骨，强志。除阴下痒湿，小便余沥，久服，轻身耐老。

枸杞子：性味，归经：甘，平，入肝、肾经

【功用】滋补肝肾，养肝明目，益精。《神农本草经》：枸杞：久服坚筋骨，轻身不老。

16. 杜仲巴戟补肾汤

用料：杜仲 15 克、巴戟 15 克、熟附子 10 克、鹿尾巴 20 克、尾龙骨适量，炖汤 5~6 小时。

制作：(1)尾龙骨洗净，切件；熟附子洗净开水浸半小时、鹿尾巴切片，杜仲、巴戟洗净。

（2）把全部用料放入炖盅内，加水适量，炖盅加盖，隔开水文火炖 5~6 小时，调味供用。

功效：补肾（生子良方）。适合温补肾阳，强壮腰肾，男子久服，女方受孕后易生男孩。

巴戟：性味，归经：甘，辛，温，入肾经

【功用】补肾壮阳益精，强筋骨，《本草纲目》：主治大风邪气，阳痿不起，强筋骨，安五脏，补中增志益气。

17. 巴戟千年健补肾汤

用料：千年健 15 克、仙茅 10 克、巴戟 15 克、骨头适量，炖汤。

制作：(1)猪骨洗净，切件；千年健、仙茅、巴戟洗净。

（2）把全部用料放入炖盅内，加水适量，炖盅加盖，隔开水文火炖 2 小时，调味供用。

功效：壮阳补肾。适合脾肾阳虚，夜尿多，小便清长，四肢冷，加衣不觉暖者。

千年健：性味，归经：苦，辛，微甘，温，入肝、肾经

【功用】祛风湿，壮筋骨。

18. 白术薏米汤

用料：白术 15 克、薏米 20 克、莲托 2 个、骨头或瘦肉适量，煲汤。

制作：（1）猪骨洗净，切块；白术、薏米、莲托洗净。

（2）把全部用料放入锅内，加水适量，武火煮沸后，文火煲 1~2 小时，调味供用。

功效：祛湿。适合湿滞肢重，痰湿体质。

白术：性味，归经：甘，苦，温，入脾、胃经

【功用】补脾益气，固表止汗，健脾燥湿。《得配本草》：佐人参、黄芪，补气止汗，佐川连，去温火，佐黄芩，安胎清热。合车前，除肿胀，入橘皮，生津液。

薏米：性味，归经：甘，淡，微寒，入脾、肾、肺经

【功用】利水祛湿，祛风渗湿，清热消脓肿，健脾止泻。《雷公炮制药性解》：利肠胃，消水肿，祛风湿，疗脚气，治肺痿，健脾胃。

19. 白术疏肝汤

用料：柴胡 10 克、白术 15 克、瘦肉适量，炖汤。

制作：（1）猪瘦肉洗净，切件；柴胡、白术洗净。

（2）把全部用料放入炖盅内，加水适量，炖盅加盖，隔开水文火炖 2 小时，调味供用。

功效：清肝健脾。适合肝气不舒，脾虚肝火盛，舌边红，心烦易怒者。

白术：性味，归经：甘，苦，温，入脾、胃经

【功用】补脾益气，固表止汗，健脾燥湿，《得配本草》：佐人参、黄芪，补气止汗；佐川连，去温火；佐黄芩，安胎清热。合车前，除肿胀，入橘皮，生津液。

20.巴戟熟地尾龙骨汤

用料：巴戟 15 克、熟地 30 克、骨头适量，炖汤。

制作：（1）猪骨洗净，切件；巴戟、熟地洗净。

（2）把全部用料放入炖盅内，加水适量，炖盅加盖，隔开水文火炖 2 小时，调味供用。

功效：滋阴补肾，补益气血。适合肾虚阴伤，肾阴虚多梦易汗者。

巴戟：性味，归经：甘，辛，温，入肾经

【功用】补肾壮阳益精，强筋骨，《本草纲目》：主治大风邪气，阳痿不起，强筋骨，安五脏，补中增志益气。

熟地：性味，归经：甘，微温，入肝，肾，心经

【功用】补血，滋阴，为补血滋阴药，善治血虚精亏之

月经不调或面色萎黄。《本草纲目》：填骨髓，长肌肉，生精血，补五脏内伤不足，通血脉，利耳目，黑须发。

21. 桑白皮川贝止咳汤

用料：桑白皮 15 克、川贝 5 克、白前 10 克、瘦肉适量，炖汤。

制作：（1）猪瘦肉洗净，切件；桑白皮、川贝、白前洗净。

（2）把全部用料放入炖盅内，加水适量，炖盅加盖，隔开水文火炖 2 小时，调味供用。

功效：化痰止咳。清热化痰，适合痰湿偏热体质。

22. 白茅根止咳汤

用料：白茅根 15 克、白前 10 克、瘦肉适量，炖汤。

制作：（1）猪瘦肉洗净，切件；白茅根、白前洗净。

（2）把全部用料放入炖盅内，加水适量，炖盅加盖，隔开水文火炖 2 小时，调味供用。

功效：止咳化痰。适合痰多，咳嗽，痰滞湿热少尿，小便黄者。

茅根（白茅根）：性味，归经：甘，寒，入心脾胃肺经

【功用】清热凉血，止血，利尿，治血热淋沥崩中。

23. 土茵陈养肝汤

用料：虎杖 15 克、土茵陈 10 克、白术 10 克、骨头适量，炖汤。

制作：（1）猪骨头洗净，切件；虎杖、土茵陈、白术洗净。

（2）把全部用料放入炖盅内，加水适量，炖盅加盖，隔开水文火炖 2 小时，调味供用。

功效：健脾养肝。适合肠胃湿热，肝火盛，脾虚口苦，舌苔腻滞者。

茵陈蒿（土茵陈）：性味，归经：苦，微寒，入脾，胃，肝胆经

【功用】清热利湿，清肝退黄，治黄疸专药，《雷公炮制药性解》：主伤寒大热，黄疸便赤，治眼目，行滞气，能发汗去风湿，黄疸分阴寒阳热两种，阳疸热多，有湿有燥，同栀子，大黄治湿疸；同栀子，橘皮治燥疸，阴疸寒多，只有一症，同附子治之。

24. 杏仁止咳汤

用料：白前 15 克、杏仁 15 克（去皮）、骨头适量，炖汤。

制作：（1）猪骨头洗净，切件；杏仁（开水烫，去皮）、白前洗净。

（2）把全部用料放入炖盅内，加水适量，炖盅加盖，隔开水文火炖 2 小时，调味供用。

功效：温肺化痰，祛痰止咳。适合咳嗽痰多，气虚咳嗽不止或久咳。

杏仁（北杏仁，南杏仁）：性味，归经：苦，温，有小毒，入肺，大肠经

【功用】止咳平喘，润肠通便，《得配本草》：泻肺降气，行痰散结，润燥解肌，消食积，通大便，解锡毒，杀狗毒，逐奔豚，杀蛔虫。

25. 归芪补血汤

用料：黄芪 15 克、当归 10 克、红枣 20 克、枸杞子 10 克、骨头适量，炖汤。

制作：（1）猪骨头洗净，切件；黄芪、当归、红枣（去核）、枸杞子洗净。

（2）把全部用料放入炖盅内，加水适量，炖盅加盖，隔开水文火炖 2 小时，调味供用。

功效：益气补血。适合气血虚，身倦乏力，头晕眼花，动则易疲倦者。

当归：性味，归经：甘，辛，微温，入心，肝，脾经

【功用】补血调经，活血化瘀，润肠。《本草纲目》：咳逆上气，妇人漏下绝子。

使用注意：本品辛香走窜，腹内热气不宜用。按《施今墨对药》：当归以养血为主，川芎以行气为要，二药并用，

互制其短而展其长，气血兼顾，养血调经，行气活血，散瘀
止血之力增强。

黄芪： 性味，归经：甘，微温，入肺，脾经

【功用】补脾益气，固表止汗，益气开胃，利水退肿，
排毒排脓生肌，适用于自汗，盗汗，血痹，浮肿，痈疽不溃，
内伤劳倦，脾虚泄泻，脱肛及气血虚弱症。

26. 松贝止咳汤

用料：松贝 10 克、白糖参 10 克、瘦肉适量，炖汤。

制作：（1）猪瘦肉洗净，切件；松贝、白糖参洗净。

（2）把全部用料放入炖盅内，加水适量，炖盅加
盖，隔开水文火炖 2 小时，调味供用。

功效：清热、化痰、止咳。适合痰热咳嗽，咳声高亢，
痰黄黏稠，不易咳出者。

27. 巴戟川贝止咳汤

用料：巴戟 15 克、松贝 7 克，炙甘草 3 克、瘦肉适量，
炖汤。（小儿减半）

制作：（1）猪瘦肉洗净，切件；巴戟、松贝、炙甘草洗净。

（2）把全部用料放入炖盅内，加水适量，炖盅加
盖，隔开水文火炖 2 小时，调味供用。

功效：化痰止咳（久咳）。适合久咳无痰，或痰少难咳出，

脾肾虚咳最宜。

28.黄芪田七散结汤

用料：田七 10 克、猫爪草 15 克、水蛭 5 克、北芪 15 克、夏枯草 10 克、瘦肉适量，煲或炖汤 2~3 小时。

制作：（1）猪瘦肉洗净，切件；田七（捣碎装入汤袋）、猫爪草、水蛭、北芪、夏枯草洗净。

（2）把全部用料放入炖盅内，加水适量，炖盅加盖，隔开水文火炖 2~3 小时，调味供用。

功效：软坚散结、祛瘀。

田七（三七）：性味，归经：甘，微苦，温，入肝胃经

【功用】止血散血，祛瘀止痛，治一切血病。《本草备要》：治吐血，血痢血崩，目赤痈肿，醋磨涂即散。

使用注意：本品能损新血，无痛者少用。

29.海藻生姜汤

用料：海藻 20 克、生姜 5 片、鸡蛋 3 个。

制作：（1）海藻、生姜洗净。

（2）把海藻、生姜放入锅内，加水适量，武火煮沸后，文火滚半小时，打入 3 个鸡蛋，调味供用。

功效：软坚散结。

海藻：性味，归经：咸，寒，入肝，胃经

【功用】清热消痰，软坚散结，《本草备要》：咸润下而软坚，寒行水以泻热，故消瘿瘤，结核，阴溃之坚聚（腹痛曰疝，丸痛曰溃，音颓），痰饮，脚气，水肿之湿热，消宿食，治五膈。

生姜：性味，归经：辛，甘，微温，入膀胱，肝，脾经

【功用】解表散寒，温中止呕，散寒止咳，生姜亦有解鱼蟹毒的作用，在煮食鱼蟹及其他海鲜时，加入生姜同煮，可以散寒气，解除腥味。

30. 杜仲补阳汤

用料：杜仲 15 克、巴戟 15 克、熟附子 10 克、鹿尾巴 15 克、陈皮 7 克、生姜 4 片，骨头适量。

制作：（1）猪骨头洗净，切件；杜仲、巴戟、陈皮，生姜洗净，熟附子开水浸半小时后倒掉开水留附子，鹿尾巴切片、洗净。

（2）把全部用料放入炖盅内，加水适量，炖盅加盖，隔开水文火炖 4~5 小时，调味供用。

功效：补肾壮阳。

杜仲：性味，归经：甘，苦，温，入肝，肾经

【功用】补肾壮骨，强筋活络，安胎，降压，常配黄芪，川断，骨碎补，补骨脂，自然铜，对跌打骨折有良效。《本草纲目》：主治：腰膝痛，补中益气，坚筋骨，强志。除阴

下痒湿，小便余沥，久服，轻身耐老。

31.巴戟肉苁蓉鹿尾巴汤

用料：鹿尾巴一条（30~40克）、巴戟10克、肉苁蓉10克、生姜5片、猪骨或鸡腿适量，炖6~8小时。

制作：（1）猪骨头洗净，切件；巴戟、肉苁蓉、生姜洗净；鹿尾巴一条酒洗。

（2）把全部用料放入炖盅内，加水适量，炖盅加盖，隔开水文火炖6~8小时，调味供用。

功效：腰酸痛、肩膀手脚麻痹适用。

巴戟：性味，归经：甘，辛，温，入肾经

【功用】补肾壮阳益精，强筋骨，《本草纲目》：主治大风邪气，阳痿不起，强筋骨，安五脏，补中增志益气。

肉苁蓉：性味，归经：甘，咸，温，入肾，大肠经

【功用】补肾壮阳，润肠通便，抗衰老，《大明本草》说它能：治男子绝阳不兴，女子绝阴不产，润五脏，长肌肉，暖腰膝。

32.夏枯草白术散结汤

用料：甲珠10克、夏枯草10克、西红花0.5克、白术10克、猪骨50~100克。

制作:(1)猪骨头洗净,切件;甲珠、夏枯草、西红花、白术洗净。

(2)把全部用料放入炖盅内,加水适量,炖盅加盖,隔开水文火炖 2 小时,调味供用。

功效:散结祛瘀、通络止疼。

夏枯草:性味,归经:甘,辛,寒,入肝,肺经

【功用】清肝明目,清热散结,《中医方药学》:本品用治痰火郁结所致的,结核(如颈部淋巴结炎),正溃未溃均可应用,可单用或配玄参,贝母,牡蛎等同用,又治瘰瘤(如单纯甲状腺肿),可配海藻,昆布等同用,还可用治肿瘤,如腺瘤,淋巴肉瘤,纵膈肿瘤等,有一定的疗效。《本草原始》:主治寒热瘰疬,鼠瘘头疮,破症,散瘿结气,脚肿湿痹,轻身。

白术:性味,归经:甘,苦,温,入脾,胃经

【功用】补脾益气,固表止汗,健脾燥湿,《得配本草》:佐人参、黄芪,补气止汗;佐川连,去温火;佐黄芩,安胎清热。合车前,除肿胀,入橘皮,生津液。

33. 艾根母鸡汤

用料:五月艾根 30 克、老母鸡一只(或少量)、生姜 4 片。

制作:(1)老母鸡洗净,切件;五月艾根洗净、生姜洗净切 4 片。

(2)把全部用料放入炖盅内,加水适量,炖盅加

盖，隔开水文火炖 2 小时，调味供用。

功效：祛风散寒、活络通经。

艾根：性味，归经：辛，苦，温，入肝、脾、肾经

【功用】理气血，避诸疫，调经安胎，散寒祛湿，《本草备要》：纯阳之性，能回垂绝之元阳，胎动腰痛下血，胶艾汤良，阿胶，艾叶煎服。

使用注意：阴虚火燥者不宜用。

34. 莲子百合清心汤

用料：莲子 20 克、百合 20 克、芡实 15 克、猪骨 50~100 克。

制作：（1）猪骨洗净，切件；莲子、百合、芡实洗净。

（2）把全部用料放入锅内，加水适量，武火煮沸后，文火煲 1~2 小时，调味供用。

功效：清心安神、除烦助眠、健脾。

莲子：性味，归经：甘，平，入心，肾经

【功用】养心清补，健脾止泻，《本草纲目》：主心肾，厚肠胃，固精气，强筋骨，补虚损。

百合：性味，归经：甘，微苦，微寒，入心，肺经

【功用】润肺止咳，清心安神，《得配本草》：润肺宁心，清热止嗽，利二便，除浮肿，疗虚痞，退寒热，定惊悸，止涕泪，治伤寒百合病。

35. 沙参石斛汤

用料: 石斛15克、沙参15克、猪骨适量50~100克, 炖汤。

制作:(1)猪骨洗净, 切件; 石斛、沙参洗净。

(2)把全部用料放入炖盅内, 加水适量, 炖盅加盖, 隔开水文火炖2小时, 调味供用。

功效: 养阴润燥, 生津解渴。

沙参: 性味, 归经: 甘、微寒, 入肺、胃经

【功用】润肺止咳, 养胃生津,《本草备要》: 味淡体轻, 专补肺气, 清肺养肝, 兼益脾胃。

石斛: 性味, 归经: 甘、微寒, 入胃、肺经

【功用】养阴润燥, 清热生津, 清虚热,《神农本草经》: 主伤中, 除痹, 下气, 补五脏虚劳, 羸瘦, 强阴, 久服厚肠胃, 轻身延年。

36. 二地润肠汤

用料: 生地20克、熟地20克、红枣7粒、猪骨适量, 煲汤。

制作:(1)猪骨洗净, 切件; 生地、熟地、红枣(去核)洗净。

(2)把全部用料放入锅内, 加水适量, 武火煮沸后, 文火煲1~2小时, 调味供用。

功效: 养阴润燥、补血润肠。适合口干舌燥、肠胃湿热。

熟地：性味，归经：甘，微温，入肝，肾，心经

【功用】补血，滋阴，为补血滋阴药，善治血虚精亏之月经不调或面色萎黄。《本草纲目》：填骨髓，长肌肉，生精血，补五脏内伤不足，通血脉，利耳目，黑须发。

生地黄（生地）：性味，归经：甘，寒，入心，肝，肾经

【功用】清热凉血，养阴生津，《本草原始》：主治伤中，逐血痹，填骨髓，长肌肉，做汤，除寒热积聚，除痹，疗跌打创伤，久服轻身不老，鲜者尤良。

三、祛湿汤

37.土茯苓巴戟汤

用料：土茯苓 15 克、白术 15 克、巴戟天 15 克、骨头或瘦肉适量，炖汤。

制作：（1）猪骨头洗净，切件；土茯苓、白术、巴戟天洗净。

（2）把全部用料放入炖盅内，加水适量，炖盅加盖，隔开水文火炖 2 小时，调味供用。

功效：补肾、健脾、祛湿。

土茯苓：性味，归经：甘，淡，平，入肝，胃经

【功用】解毒利湿，利水消肿，《本草原始》：健脾胃，强筋骨，去风湿，利关节炎，止泻泄，治拘挛骨痛，去疮痈肿，解汞粉，银朱毒。

38. 茵陈薏米汤

用料：茵陈 10 克、薏米 15 克、猪苓 15 克、骨头适量，炖汤。

制作：（1）猪骨头洗净，切件；茵陈、薏米、猪苓洗净。

（2）把全部用料放入炖盅内，加水适量，炖盅加盖，隔开水文火炖 2 小时，调味供用。

功效：清热祛湿。

薏米：性味，归经：甘，淡，微寒，入脾，肾，肺经

【功用】利水祛湿，祛风渗湿，清热消脓肿，健脾止泻。《雷公炮制药性解》：利肠胃，消水肿，祛风湿，疗脚气，治肺痿，健脾胃。

茵陈蒿（茵陈）：性味，归经：苦，微寒，入脾，胃，肝胆经

【功用】清热利湿，清肝退黄，治黄疸专药，《雷公炮制药性解》：主伤寒大热，黄疸便赤，治眼目，行滞气，能发汗去风湿，黄疸分阴寒、阳热两种，阳疸热多，有湿有燥，同栀子，大黄治湿疸；同栀子，橘皮治燥疸，阴疸寒多，只有一症，同附子治之。

39. 猪苓白术去湿汤

用料：猪苓 15 克、白术 15 克、茯苓 15 克、泽泻 10 克、骨头适量。

制作:（1）猪骨洗净，切件；猪苓、白术、茯苓、泽泻洗净。

（2）把全部用料放入锅内，加水适量，武火煮沸后，文火煲 2 小时，调味供用。

功效：利水去湿。

白术：性味，归经：甘，苦，温，入脾，胃经

【功用】补脾益气，固表止汗，健脾燥湿，《得配本草》：佐人参、黄芪，补气止汗，佐川连，去温火，佐黄芩，安胎清热。合车前，除肿胀，入橘皮，生津液。

猪苓：性味，归经：甘，淡，平，入肾，膀胱经

【功用】利水渗湿，祛湿消肿，《得配本草》：去心中水湿之懊侬，分疟疾阴阳之交并，能于阳中降阴。

40. 薏米茯苓汤

用料：薏米 20 克、白术 15 克、茯苓 15 克、骨头适量，炖汤。

制作:（1）猪骨洗净，切件；薏米、白术、茯苓洗净。

（2）把全部用料放入炖盅内，加水适量，炖盅加盖，隔开水文火炖 2 小时，调味供用。

功效：健脾祛湿。

薏米：性味，归经：甘，淡，微寒，入脾，肾，肺经

【功用】利水祛湿，祛风渗湿，清热消脓肿，健脾止泻。《雷公炮制药性解》：利肠胃，消水肿，祛风湿，疗脚气，治

肺痿，健脾胃。

41. 茯苓白术祛湿汤

用料：茯苓 10 克、白术 10 克、猪苓 10 克、骨头或瘦肉适量，炖汤。

制作：（1）猪骨洗净，切件；茯苓、白术、猪苓洗净。

（2）把全部用料放入炖盅内，加水适量，炖盅加盖，隔开水文火炖 2 小时，调味供用。

功效：祛湿健脾。

茯苓：性味，归经：甘，淡，平，入脾，胃，心，肺，肾经

【功用】利水祛湿，健脾补中，宁心安神，《神农本草经》：主胸肋逆气，忧虑，惊邪，恐悸，心下结痛，寒热烦满，咳逆，口焦舌干，利小便，久服安魂养神，不饥延年。

42. 扁豆沙参芡实汤

用料：白扁豆 15 克、沙参 15 克、芡实 15 克、红枣 15 克、猪骨 50~100 克。

制作：（1）猪骨洗净，切件；白扁豆、沙参、芡实、红枣（去核）洗净。

（2）把全部用料放入锅内，加水适量，武火煮沸

后，文火煲 2 小时，调味供用。

功效：健脾祛湿。

沙参：性味，归经：甘，微寒，入肺，胃经

【功用】润肺止咳，养胃生津，《本草备要》：味淡体轻，专补肺气，清肺养肝，兼益脾胃。

芡实：性味，归经：甘，涩，平，入脾，肾经

【功用】健脾止泻，固肾涩精，《神农本草经》：主湿痹，腰脊膝痛，补中除暴疾，益精气，强志令耳目聪明。

43. 茵陈石蛤汤

用料：茵陈 15 克、海蛤（石蛤)5 个、猪骨适量。

制作：(1) 猪骨洗净，切件；茵陈、海蛤（石蛤）洗净。

(2) 把全部用料放入锅内，加水适量，武火煮沸后，文火煲 1~2 小时，调味供用。

功效：清肝热、祛湿。

44. 白术沙参汤

用料：白术 10 克、薏米 15 克、沙参 20 克、枸杞子 10 克、猪骨适量，炖汤 2 小时，调味食用。

制作：(1) 猪骨洗净，切件；白术、薏米、沙参、枸杞子洗净。

（2）把全部用料放入锅内，加水适量，武火煮沸后，文火煲 1~2 小时，调味供用。

功效：健脾养肝，祛湿。

四、清热类

45. 生地清热汤

用料：熟地 20 克、生地 30 克、生姜 4 片、陈皮 5 克，骨头适量，炖汤。

制作：（1）猪骨洗净，切件；熟地、生地、陈皮洗净，生姜切 4 片。

（2）把全部用料放入炖盅内，加水适量，炖盅加盖，隔开水文火炖 2 小时，调味供用。

功效：清热凉血。

46. 扁豆薏米汤

用料：扁豆 15 克、薏米 15 克、芡实 15 克、骨头适量，炖汤。

制作：（1）猪骨洗净，切件；扁豆、薏米、芡实洗净。

（2）把全部用料放入炖盅内，加水适量，炖盅加盖，隔开水文火炖 2 小时，调味供用。

功效：祛湿清热。

47. 二参麦冬汤

用料：太子参 10 克、麦冬 15 克、沙参 15 克、骨头适量，炖汤。

制作：（1）猪骨洗净，切件；太子参、麦冬、沙参洗净。

（2）把全部用料放入炖盅内，加水适量，炖盅加盖，隔开水文火炖 2 小时，调味供用。

功效：养阴生津，清热。

太子参：性味，归经：甘，微苦，入肺，脾经

【功用】补气养血，健脾生津，适用于脾胃虚弱，气血不足，病后虚弱，津液不足，口渴尿多，自汗盗汗，心悸等。

麦冬：性味，归经：甘，微苦，寒，入肺，心经

【功用】养阴清热，润肺止咳，润肠通便，养胃生津。《得配本草》：生上焦津液，清胸膈之渴烦，治呕吐止吐血，消咳嗽，止泻精，疗痿厥，去支满，散结气。

沙参：性味，归经：甘，微寒，入肺，胃经

【功用】润肺止咳，养胃生津，《本草备要》：味淡体轻，专补肺气，清肺养肝，兼益脾胃。

48. 莲子百合汤

用料：莲子 30 克、百合 15 克、骨头适量，炖汤。

制作：（1）猪骨洗净，切件；莲子、百合洗净。

（2）把全部用料放入炖盅内，加水适量，炖盅加盖，隔开水文火炖 2 小时，调味供用。

功效：清热养心。

莲子：性味，归经：甘，平，入心，肾经

【功用】养心清补，健脾止泻，《本草纲目》：主心肾，厚肠胃，固精气，强筋骨，补虚损。

百合：性味，归经：甘，微苦，微寒，入心，肺经

【功用】润肺止咳，清心安神，《得配本草》：润肺宁心，清热止嗽，利二便，除浮肿，疗虚疮，退寒热，定惊悸，止涕泪，治伤寒百合病。

49. 沙参薏米枸杞子汤

用料：沙参 15 克、薏米 20 克、枸杞子 10 克、骨头适量，炖汤。

制作：（1）猪骨洗净，切件；沙参、薏米、枸杞子洗净。

（2）把全部用料放入炖盅内，加水适量，炖盅加盖，隔开水文火炖 2 小时，调味供用。

功效：清热祛湿。

沙参：性味，归经：甘，微寒，入肺，胃经

【功用】润肺止咳，养胃生津，《本草备要》：味淡体轻，专补肺气，清肺养肝，兼益脾胃。

50. 茵陈水鸭汤

用料：茵陈 20 克、夏枯草 15 克、沙参 30 克、水鸭一只、生姜 4 片。

制作：（1）水鸭洗净，切件；茵陈、夏枯草、沙参洗净，生姜切 4 片

（2）把全部用料放入锅内，加水适量，武火煮沸后，文火煲 1~2 小时，调味供用。

功效：养阴清肝。

51. 荠菜薏米汤

用料：荠菜 150 克、薏米 30 克、生姜 4 片、骨头适量，煲汤。

制作：（1）猪骨洗净，切件；荠菜、薏米洗净，生姜切 4 片。

（2）先把薏米、生姜，猪骨头放入锅内，加水适量，武火煮沸后，文火煲 1.5 小时，再放入荠菜滚 10 分钟，调味供用。

功效：清热祛湿。

荠菜：性味，归经：甘、凉，归肝、脾、肺经

【功用】止血，开胃消食，解毒消肿，和脾，清热，利水，消肿，平肝，止血。

52. 薏米陈皮汤

用料：薏米 25 克、红枣 30 克、枸杞子 10 克、沙参 30 克、陈皮 3 克、猪骨适量。

制作：（1）猪骨洗净，切件；薏米、红枣（去核）、枸杞子、沙参、陈皮洗净。

（2）把全部用料放入锅内，加水适量，武火煮沸后，文火煲 2 小时，调味供用。

功效：祛湿清补。

陈皮：性味，归经：辛，苦，温，入脾、肺经

【功用】行气健脾，燥温化痰，《本草备要》：同补药则补，泻药则泻，升药则升，降药则降，利水破症，宣通五脏，统治多病，皆取其理气燥湿之功。

53. 海带薏米汤

用料：海带 20 克、薏米 20 克、沙参 20 克、猪骨适量。

制作：（1）猪骨洗净，切件；海带、薏米、沙参洗净。

（2）把全部用料放入锅内，加水适量，武火煮沸

后，文火煲 2 小时，调味供用。

功效：清热去湿。

54. 绿豆海带汤

用料：绿豆 30 克、海带 20 克、猪骨 50~100 克。

制作：（1）猪骨洗净，切件；绿豆、海带洗净。

（2）把全部用料放入锅内，加水适量，武火煮沸后，文火煲 1~2 小时，调味供用。

功效：清热散结。

绿豆：性味，归经：甘、凉，归心、胃经

【功用】清热解毒，利尿，消暑除燥，止渴健胃。

55. 夏枯草散结汤

用料：夏枯草 15 克、薏米 20 克、瘦肉 50~100 克。

制作：（1）猪瘦肉洗净，切件；夏枯草、薏米洗净。

（2）把全部用料放入锅内，加水适量，武火煮沸后，文火煲 1~2 小时，调味供用。

功效：祛湿散结、清肝。

夏枯草：性味，归经：甘，辛，寒，入肝，肺经

【功用】清肝明目，清热散结，《中医方药学》：本品用

治痰火郁结所致的，结核（如颈部淋巴结炎），正溃未溃均可应用，可单用或配玄参、贝母、牡蛎等同用，又治瘰疬（如单纯甲状腺肿），可配海藻、昆布等同用，还可用治肿瘤，如腺瘤、淋巴肉瘤、纵膈肿瘤等，有一定的疗效。《本草原始》：主治寒热瘰疬，鼠瘘头疮，破症，散瘿结气，脚肿湿痹，轻身。

56. 西洋参瘦肉汤

用料：西洋参 15 克、枸杞子 10 克、瘦肉 50~100 克。

制作：（1）猪瘦肉洗净，切件；西洋参、枸杞子洗净。

（2）把全部用料放入锅内，加水适量，武火煮沸后，文火煲 1~2 小时，调味供用。

功效：养阴补气、清热生津。

西洋参：性味，归经：甘，苦，凉，入肺，胃经

【功用】益气生津，养阴清热，《中医方药学》：用于肺阴虚咳嗽咯血，肺痿失声，常配沙参、天冬、阿胶、紫苑、贝母等同用。

57. 麦冬淮山汤

用料：麦冬 15 克、沙参 15 克、淮山 15 克、薏米 15 克、猪骨适量。

制作：（1）猪骨洗净，切件；麦冬、沙参、淮山、薏米洗净。

（2）把全部用料放入锅内，加水适量，武火煮沸后，文火煲 1~2 小时，调味供用。

功效：养阴润燥、滋阴清肺。

麦冬：性味，归经：甘，微苦，寒，入肺、心经

【功用】养阴清热，润肺止咳，润肠通便，养胃生津。《得配本草》：生上焦津液，清胸膈之渴烦，治呕吐止吐血，消咳嗽，止泻精，疗痿厥，去支满，散结气。

淮山：性味，归经：甘，平，入肺、脾经

【功用】补益脾胃，滋肾益肺，治健忘遗精，《得配本草》：治虚热干咳，遗精泄泻，游风眼眩，惊悸健忘，生者捣敷疮毒，能消肿块，合蓖麻子更有效。阴虚火动者，久必脾气衰败，泄泻不止，淮山同芡实，莲子以食之，则补土不妨于水，乃为善治。得菟丝子，止遗泄，配人参，补肺气，佐羊肉，补脾阴，佐熟地，固肾水，合米仁，治泄泻。

58. 苋菜炖鸡汤

用料：苋菜 50~150 克（鲜）、童子鸡一只、红枣 30 克、枸杞子 10 克、生姜 4 片。

制作：（1）童子鸡洗净，切件；苋菜（鲜）、红枣（去核）、枸杞子、生姜洗净。

（2）先把鸡、红枣、枸杞子、生姜放入炖盅内，

加水适量，炖盅加盖，隔开水文火炖 1~2 小时，再放入苋菜滚 15 分钟，调味供用。

功效：清肝益气。

苋菜：性味，归经：微甘、凉，归肺，大肠经

【功用】清热解毒，利尿除湿，通利大便。

使用注意：忌与甲鱼和龟肉同食。

五、温补类

59. 白酒炖童子鸡汤

用料：生姜4片、白酒半斤、童子鸡一只，炖汤。

制作：（1）童子鸡洗净，原只整理好；切4片生姜洗净，酒半斤。

（2）把全部用料放入炖盅内，加水适量，炖盅加盖，隔开水文火炖2小时，调味供用。

功效：补益气血。

白酒：性味，归经：温、甘、苦、辛，归心、肝、肺、胃经

【**功用**】通血脉，行药势，《本草纲目》：治寒痰咳嗽，寒湿泄泻，风热牙痛。

60. 砂仁白术北芪汤

用料：砂仁3克、白术10克、北芪10克、骨头适量，炖汤。

制作：（1）猪骨头洗净，切件；砂仁、白术、北芪洗净。

（2）把全部用料放入炖盅内，加水适量，炖盅加盖，隔开水文火炖 2 小时，调味供用。

功效：健脾益气。

砂仁：性味，归经：辛，温，入脾，胃，肾经

【功用】行气健胃，化湿止呕，安胎。

61. 胡椒根行气汤

用料：胡椒根 15 克、砂仁根 10 克、骨头适量，炖汤。

制作:（1）猪骨头洗净，切件；胡椒根、砂仁根洗净。

（2）把全部用料放入炖盅内，加水适量，炖盅加盖，隔开水文火炖 2 小时，调味供用。

功效：胃寒气郁、行气止疼。

胡椒根：性味，归经：辛、温，归膀胱，肾经

【功用】温通经络，祛寒除湿，消肿止痛，温中补虚，散寒止痛。

62. 砂仁根健胃汤

用料：砂仁根 15 克、白术 10 克、红枣 20 克、骨头适量，炖汤。

制作:（1）猪骨头洗净，切件；砂仁根、白术、红枣（去

核）洗净。

（2）把全部用料放入炖盅内，加水适量，炖盅加盖，隔开水文火炖2小时，调味供用。

功效：脾胃虚寒、健脾止疼。

砂仁根：性味，归经：辛、温，归脾、胃经
【功用】化湿行气，温中止呕，暖宫安胎。

63. 海马巴戟汤

用料：海马4条、巴戟15克、白术10克、骨头适量，炖汤。
制作：（1）猪骨头洗净，切件；海马、巴戟、白术洗净。

（2）把全部用料放入炖盅内，加水适量，炖盅加盖，隔开水文火炖2小时，调味供用。

功效：补肾增高。

海马：性味，归经：咸、甘、温，归肝，肾经
【功用】温肾，壮阳，散结，消肿。

64. 田七白术巴戟汤

用料：炮田七10克、白术10克、巴戟15克、骨头适量，炖汤。

制作：（1）猪骨洗净，切件；炮田七捣碎、白术、巴戟

洗净。

（2）把全部用料放入炖盅内，加水适量，炖盅加盖，隔开水文火炖 2 小时，调味供用。

功效：补肾健脾。

田七（三七）：性味，归经：甘，微苦，温，入肝胃经

【功用】止血散血，祛瘀止痛，治一切血病。《本草备要》：治吐血，血痢血崩，目赤痈肿，醋磨涂即散。

使用注意：本品能损新血，无痛者少用。

白术：性味，归经：甘，苦，温，入脾，胃经

【功用】补脾益气，固表止汗，健脾燥湿，《得配本草》：佐人参、黄芪，补气止汗；佐川连，去温火；佐黄芩，安胎清热。合车前，除肿胀，入橘皮，生津液。

65. 当归续断补血汤

用料：续断 10 克、当归 20 克、北芪 20 克、骨头适量，炖汤。

制作：（1）猪骨头洗净，切件；续断、当归、北芪洗净。

（2）把全部用料放入炖盅内，加水适量，炖盅加盖，隔开水文火炖 2 小时，调味供用。

功效：益气补血。

当归：性味，归经：甘，辛，微温，入心，肝，脾经

【功用】补血调经，活血化瘀，润肠。《本草纲目》：咳

逆上气，妇人漏下绝子。

使用注意：本品辛香走窜，腹内热气不宜用。按《施今墨对药》：当归以养血为主，川芎以行气为要，二药并用，互制其短而展其长，气血兼顾，养血调经，行气活血，散瘀止血之力增强。

续断（川断）：性味，归经：苦，微辛，温，入肝，肾经

【功用】补肝肾，强壮筋骨，安胎，疗崩漏,《本草纲目》：主治伤寒，补不足，治疮痈疗折跌，续筋骨，妇人乳难，久服益气力。

66. 菟丝子猪骨汤

用料：菟丝子15克（汤袋包）、枸杞子10克、续断15克、骨头适量，炖汤。

制作:（1）猪骨头洗净，切件；菟丝子（汤袋包）、枸杞子、续断洗净。

（2）把全部用料放入炖盅内，加水适量，炖盅加盖，隔开水文火炖2小时，调味供用。

功效：续筋接骨。

菟丝子：性味，归经：甘，微辛，微温，入肝，肾经

【功用】补肝肾，益精气。《本草原始》：治男女虚冷，添精益髓，去腰疼膝冷，消湿热中，久服去面黑气，悦颜色。

67.（仙灵脾）羊藿叶补肾汤

用料：羊藿叶（仙灵脾）10克、菟丝子15克（汤袋包）、枸杞子10克、骨头适量，炖汤。

制作：（1）猪骨头洗净，切件；羊藿叶（仙灵脾）、菟丝子（汤袋包）、枸杞子洗净。

（2）把全部用料放入炖盅内，加水适量，炖盅加盖，隔开水文火炖2小时，调味供用。

功效：补肾益精。

淫羊藿（羊藿叶，仙灵脾）：性味，归经：辛，甘，温，入肾经

【功用】补肾壮阳，祛风散湿，《本草纲目》：主治阳痿绝伤，茎中痛，益力气，强志。

68.归蓉补益汤

用料：当归15克、肉苁蓉20克、砂仁3克、骨头适量，炖汤。

制作：（1）猪骨头洗净，切件；当归、肉苁蓉、砂仁洗净。

（2）把全部用料放入炖盅内，加水适量，炖盅加盖，隔开水文火炖2小时，调味供用。

功效：行气补血、补肾。

当归：性味，归经：甘，辛，微温，入心，肝，脾经

【功用】补血调经，活血化瘀，润肠。《本草纲目》：咳逆上气，妇人漏下绝子。

使用注意：本品辛香走窜，腹内热气不宜用。按《施今墨对药》：当归以养血为主，川芎以行气为要，二药并用，互制其短而展其长，气血兼顾，养血调经，行气活血，散瘀止血之力增强。

肉苁蓉：性味，归经：甘，咸，温，入肾，大肠经

【功用】补肾壮阳，润肠通便，抗衰老，《大明本草》说它能：治男子绝阳不兴，女子绝阴不产，润五脏，长肌肉，暖腰膝。

69. 芪枣补血汤

用料：北芪15克、当归15克、红枣30克、枸杞子10克、骨头适量，炖汤。

制作：（1）猪骨头洗净，切件；北芪、当归、红枣（去核）、枸杞子洗净。

（2）把全部用料放入炖盅内，加水适量，炖盅加盖，隔开水文火炖2小时，调味供用。

功效：提气补血。

70. 芎归补血汤

用料：川芎10克、当归15克、红枣20克、枸杞子10克、

骨头适量，炖汤。

制作：（1）猪骨头洗净，切件；川芎、当归、红枣（去核）、枸杞子洗净。

（2）把全部用料放入炖盅内，加水适量，炖盅加盖，隔开水文火炖 2 小时，调味供用。

功效：补血益肝。

川芎：性味，归经：辛，温，入肝，胆，心包经

【功用】活血行气，散风寒，疗头疼，破瘀䌸，调经脉。《药性本草》：治一切风，一切气，一切劳损，一切血，补五劳，壮筋骨，调六脉，破癥结宿血。

当归：性味，归经：甘，辛，微温，入心，肝，脾经

【功用】补血调经，活血化瘀，润肠。《本草纲目》：咳逆上气，妇人漏下绝子。

使用注意：本品辛香走窜，腹内热气不宜用。按《施今墨对药》：当归以养血为主，川芎以行气为要，两药并用，互制其短而展其长，气血兼顾，养血调经，行气活血，散瘀止血之力增强。

71. 佛手瘦肉解郁汤

用料：佛手 5 克、郁金 10 克、当归 20 克、巴戟 10 克、瘦肉适量，煲汤。

制作：（1）猪瘦肉洗净，切件；佛手、郁金、当归、巴戟洗净。

（2）把全部用料放入锅内，加水适量，武火煮沸后，文火煲 1~2 小时，调味供用。

功效：行气解郁、疏肝。

佛手：性味，归经：辛，苦，微温，入肝，脾，肾经

【功用】行气止痛，和胃健脾。

72. 佛手当归瘦肉汤

用料：佛手 10 克、当归 15 克、白术 10 克、瘦肉适量，炖汤。

制作：（1）猪瘦肉洗净，切件；佛手、当归、白术洗净。

（2）把全部用料放入炖盅内，加水适量，炖盅加盖，隔开水文火炖 2 小时，调味供用。

功效：行气补血。

73. 杜仲肉苁蓉补肾汤

用料：杜仲 10 克、肉苁蓉 15 克、枸杞子 10 克、陈皮 5 克，骨头适量，炖汤。

制作：（1）猪骨头洗净，切件；杜仲、肉苁蓉、枸杞子、陈皮洗净。

（2）把全部用料放入炖盅内，加水适量，炖盅加盖，隔开水文火炖 2 小时，调味供用。

功效：壮阳补肾。

杜仲：性味，归经：甘，苦，温，入肝，肾经

【功用】补肾壮骨，强筋活络，安胎，降压，常配黄芪，川断，骨碎补，补骨脂，自然铜，对跌打骨折有良效。《本草纲目》：主治：腰膝痛，补中益气，坚筋骨，强志。除阴下痒湿，小便余沥，久服，轻身耐老。

肉苁蓉：性味，归经：甘，咸，温，入肾，大肠经

【功用】补肾壮阳，润肠通便，抗衰老，《大明本草》说它能：治男子绝阳不兴，女子绝阴不产，润五脏，长肌肉，暖腰膝。

74. 巴戟锁阳补肾汤

用料：巴戟 15 克、锁阳 15 克、红枣 20 克、枸杞子 10 克、骨头适量，炖汤。

制作：（1）猪骨头洗净，切件；巴戟、锁阳、红枣（去核）、枸杞子洗净。

（2）把全部用料放入炖盅内，加水适量，炖盅加盖，隔开水文火炖 2 小时，调味供用。

功效：补肾益肝。

巴戟：性味，归经：甘，辛，温，入肾经

【功用】补肾壮阳益精，强筋骨，《本草纲目》：主治大风邪气，阳痿不起，强筋骨，安五脏，补中增志益气。

锁阳：性味，归经：甘，温，入肝，肾经

【功用】壮阳补肾，强筋益精，润肠通便，《本草原始》：主治大补阳气，益精血，利大便，虚人大便燥结者啖之，可代苁蓉，煮粥弥佳。

75. 参术炖鸡汤

用料：砂仁 5 克、白术 10 克、熟党 15 克、骨头适量或项鸡一只，炖汤。

制作：（1）猪骨头或鸡洗净，切件；砂仁、白术、熟党洗净。

（2）把全部用料放入炖盅内，加水适量，炖盅加盖，隔开水文火炖 2 小时，调味供用。

功效：补脾提气，健胃。

白术：性味，归经：甘，苦，温，入脾，胃经

【功用】补脾益气，固表止汗，健脾燥湿，《得配本草》：佐人参、黄芪，补气止汗；佐川连，去温火；佐黄芩，安胎清热。合车前，除肿胀，入橘皮，生津液。

76. 胡椒猪肚汤

用料：胡椒 3 克、生姜 4 片、砂仁 3 克、猪肚一只，炖汤。

制作：（1）猪肚洗净；胡椒、生姜、砂仁洗净装进猪肚内。

（2）把全部用料放入炖盅内，加水适量，炖盅加盖，隔开水文火炖 2 小时，调味供用。

功效：补益脾胃。

胡椒：性味，归经：辛，热，入胃，大肠经

【功用】温中散寒，醒脾开胃，《本草原始》：主治下食温中，去痰，除脏腑中风冷，去胃口虚冷气，宿食不消，霍乱气逆，心腹疼痛，冷气上冲。

77. 巴戟红枣猪骨汤

用料：巴戟 15 克、白术 10 克、红枣 20 克、骨头适量，炖汤。

制作：（1）猪骨头洗净，切件；巴戟、白术、红枣（去核）洗净。

（2）把全部用料放入炖盅内，加水适量，炖盅加盖，隔开水文火炖 2 小时，调味供用。

功效：温补脾肾。

巴戟：性味，归经：甘，辛，温，入肾经

【功用】补肾壮阳益精，强筋骨，《本草纲目》：主治大风邪气，阳痿不起，强筋骨，安五脏，补中增志益气。

78. 羊藿叶枸杞子补肾汤

用料：羊藿叶 10 克、枸杞子 10 克、白术 10 克、骨头适量，炖汤。

制作：（1）猪骨头洗净，切件；羊藿叶、枸杞子、白术洗净。

（2）把全部用料放入炖盅内，加水适量，炖盅加盖，隔开水文火炖 2 小时，调味供用。

功效：补肾益精。

淫羊藿（羊藿叶，仙灵脾）：性味，归经：辛，甘，温，入肾经

【功用】补肾壮阳，祛风散湿，《本草纲目》：主治阳痿绝伤，茎中痛，益力气，强志

枸杞子：性味，归经：甘，平，入肝，肾经

【功用】滋补肝肾，养肝明目，益精。《神农本草经》：枸杞：久服坚筋骨，轻身不老。

79. 参术生姜益气汤

用料：人参 10 克、白术 15 克、生姜 10 克、骨头适量，炖汤。

制作：（1）猪骨头洗净，切件；人参、白术、生姜洗净。

（2）把全部用料放入炖盅内，加水适量，炖盅加盖，隔开水文火炖 2 小时，调味供用。

功效：补脾益气，补元气。

人参：性味，归经：甘，生微寒，熟微温，入肝，脾经

【功用】补益元气，益阳生津，补肺益气，《得配本草》：怪症：遍身皮肉混混入波浪声，痒不可忍，搔之血出不止，谓之气奔，用人参和茯苓，青盐合三钱，细辛四五分，煎服自愈。《神农本草经》："主补五脏，安精神，定魂魄，止惊悸，除邪气，明目，开心，益智。"

白术：性味，归经：甘，苦，温，入脾，胃经

【功用】补脾益气，固表止汗，健脾燥湿，《得配本草》：佐人参、黄芪，补气止汗；佐川连，去温火；佐黄芩，安胎清热。合车前，除肿胀，入橘皮，生津液。

80. 附子人参补肾汤

用料：熟附子 10 克、生姜 15 克、人参 10 克、骨头适量，炖汤。（熟附子开水先浸半小时，倒掉开水，再加料炖汤）

制作：（1）猪骨头洗净，切件；熟附子（开水先浸半小时，倒掉开水留附子）、生姜、人参洗净。

（2）把全部用料放入炖盅内，加水适量，炖盅加盖，隔开水文火炖 2~3 小时，调味供用。

功效：益气补肾，大补元气。

注意：生附子有毒性，平时煲、炖汤要用熟附子，且用量不宜过大。

附子（制附子）：性味，归经：辛，热，有毒，入心，肾，脾经

【功用】回阳救逆，温肾壮阳，祛寒止痛，《神农本草经》：主风寒咳逆邪气，温中，金创破症坚积聚，血瘕，寒湿，痿，躄拘挛，脚痛，不能行走。《本草原始》：治三阴伤寒，阳痿寒疝，中寒中风，痰厥，小儿慢惊，风湿痹肿满，头风头痛，暴泻脱肛，久痢寒疟，呕逆反胃，疗耳聋。

81. 锁阳补肾汤

用料：锁阳20克、肉苁蓉15克、枸杞子10克、生姜4片、骨头（肉）适量，炖汤。

制作：（1）猪骨头洗净，切件；锁阳、肉苁蓉、枸杞子、生姜洗净。

（2）把全部用料放入炖盅内，加水适量，炖盅加盖，隔开水文火炖2小时，调味供用。

功效：补肾润肠。

锁阳：性味，归经：甘，温，入肝，肾经

【功用】壮阳补肾，强筋益精，润肠通便，《本草原始》：主治大补阳气，益精血，利大便，虚人大便燥结者啖之，可代苁蓉，煮粥弥佳。

82. 杜仲黄芪汤

用料：杜仲10克、北芪10克、枸杞子10克、瘦肉适量（羊

肉也可），炖汤。

制作：（1）猪瘦肉或羊肉洗净，切件；杜仲、北芪、枸杞子洗净。

（2）把全部用料放入炖盅内，加水适量，炖盅加盖，隔开水文火炖2小时，调味供用。

功效：补肾提气。

杜仲：性味，归经：甘，苦，温，入肝，肾经

【功用】补肾壮骨，强筋活络，安胎，降压，常配黄芪，川断，骨碎补，补骨脂，自然铜，对跌打骨折有良效。《本草纲目》：主治：腰膝痛，补中益气，坚筋骨，强志。除阴下痒湿，小便余沥，久服，轻身耐老。

黄芪：性味，归经：甘，微温，入肺，脾经

【功用】补脾益气，固表止汗，益气开胃，利水退肿，排毒排脓生肌，适用于自汗，盗汗，血痹，浮肿，痈疽不溃，内伤劳倦，脾虚泄泻，脱肛及气血虚弱症。

83. 核桃巴戟汤

用料：核桃15克、枸杞子10克、巴戟15克、骨头适量，炖汤。

制作：（1）猪骨头洗净，切件；核桃、枸杞子、巴戟洗净。

（2）把全部用料放入炖盅内，加水适量，炖盅加盖，隔开水文火炖2小时，调味供用。

功效：补肾益气。

胡桃肉（核桃肉，核桃仁）：性味，归经：甘，温，入肾，肺经

【功用】补肾壮阳，健筋强腰，益气定喘。《中医方药学》：用于肺虚久咳及肺肾不足的喘咳，常配人参同用，如人参核桃汤。

84. 干姜祛寒汤

用料：干姜 15 克、生姜 15 克、红枣 20 克、枸杞子 10 克、骨头适量，炖汤。

制作：（1）猪骨头洗净，切件；干姜、生姜、红枣（去核）、枸杞子洗净。

（2）把全部用料放入炖盅内，加水适量，炖盅加盖，隔开水文火炖 2 小时，调味供用。

功效：补血驱寒。

干姜：性味，归经：辛，热，入心，肺，脾，胃，肾经

【功用】温中祛寒，回阳救逆，温肺化饮，温经止血。《神农本草经》：主胸满咳逆，温中止血，出汗，逐风，湿痹，肠澼，下利。

85. 附子桂枝瘦肉汤

用料：熟附子 10 克、桂枝 10 克、生姜 15 克、瘦肉适量，

炖汤。

制作：（1）猪瘦肉洗净，切件；熟附子（开水先浸半小时，倒掉开水）、桂枝、生姜洗净再装进汤袋。

（2）把全部用料放入炖盅内，加水适量，炖盅加盖，隔开水文火炖 2~3 小时，调味供用。

功效：驱寒温肾。

附子（制附子）：性味，归经：辛，热，有毒，入心，肾，脾经

【功用】回阳救逆，温肾壮阳，祛寒止痛，《神农本草经》：主风寒咳逆邪气，温中，金创破症坚积聚，血瘕，寒湿，痿躄拘挛，脚痛，不能行走。《本草原始》：治三阴伤寒，阳痿寒疝，中寒中风，痰阙，小儿慢惊，风湿痹肿满，头风头痛，暴泻脱肛，久痢寒疟，呕逆反胃，疗耳聋。

桂枝：性味，归经：辛，甘，温，入肺，膀胱经

【功用】发汗解表，温经散寒，通阳化气，《得配本草》：通血脉，达营卫，去风寒，发邪汗，为内热外寒之圣剂，治肩膀诸药之导引。

86. 附子黑豆汤

用料：熟附子 10 克、生姜 4 片、黑豆 15 克、骨头适量，炖汤（3 小时）。

制作：（1）猪骨头洗净，切件；熟附子（开水先浸半小时，倒掉开水再装进汤袋）、生姜、黑豆洗净。

（2）把全部用料放入炖盅内，加水适量，炖盅加盖，隔开水文火炖 3 小时，调味供用。

功效：温肾回阳。

黑豆：性味，归经：甘，平，归胃、肾经

【功用】清热解毒，活血化瘀，补肾养血，《本草纲目》：黑豆有清热解毒，活血化瘀，补肾养血，乌发明目，延年益寿等功效。

87. 肉桂瘦肉汤

用料：肉桂 10 克、干姜 15 克、白术 15 克、瘦肉适量，炖汤。

制作：（1）猪瘦肉洗净，切件；肉桂、干姜、白术洗净。

（2）把全部用料放入炖盅内，加水适量，炖盅加盖，隔开水文火炖 2 小时，调味供用。

功效：温补肾阳。

肉桂：性味，归经：辛，甘，大热，入肝，肾，脾经

【功用】温肾壮阳，引火归源，温中祛寒，温经止痛，《本草原始》：利肝肺气，心腹寒热冷痰，霍乱转筋，头痛腰痛出汗，止烦止唾，咳嗽鼻塞，温中，坚筋骨，通血脉，理疏不足，宣导百药，无所畏，久服神仙不老。

88. 腐竹鱼头汤

用料：鱼头 100 克、支竹（腐竹）30 克、红枣 20 克、枸杞子 10 克、生姜 4 片。

制作：（1）鱼头洗净，切件，略煎；支竹（腐竹）温水浸泡半小时、红枣（去核）、枸杞子洗净，生姜切 4 片。

（2）把全部用料放入锅内，加水适量，武火煮沸后，文火煲 1 小时，调味供用。

功效：补益气血、养阴益气。

腐竹：性味，归经：凉，归脾、胃，大肠经

【**功用**】清热，解毒，生津润燥，益气宽中

89. 首乌鱼头汤

用料：鱼头 100 克、首乌 20 克、枸杞子 10 克、生姜 4 片、瘦肉适量。

制作：（1）鱼头洗净，切件，略煎；首乌、枸杞子洗净，生姜切 4 片。

（2）把全部用料放入锅内，加水适量，武火煮沸后，文火煲 1 小时，调味供用。

功效：补血益精。

首乌：性味，归经：甘，苦，涩，微温，入肝，肾经

【**功用**】补肝肾，益精血，涩精止遗，生用有解疮毒，

通大便作用。《雷公炮制药性解》：消瘰疬，散痈肿，疗五痔，止肠风，乌须发，美容颜，补劳瘦，助精神，长肌肉，坚筋骨，添精髓，固腰膝，除风湿，明眼目，以及治妇人产后带下淤血，老年尤为要药，久服令人多子延年。

90. 肉苁蓉三子炖汤

用料：肉苁蓉 15 克、菟丝子 15 克、桑葚子 20 克、枸杞子 10 克、骨头或三鸟炖汤。

制作：（1）猪骨头或三鸟洗净，切件；肉苁蓉、菟丝子、桑葚子、枸杞子洗净，汤袋装。

（2）把全部用料放入炖盅内，加水适量，炖盅加盖，隔开水文火炖 2 小时，调味供用。

功效：补血养颜、特效。

肉苁蓉：性味，归经：甘，咸，温，入肾，大肠经

【功用】补肾壮阳，润肠通便，抗衰老，《大明本草》说它能：治男子绝阳不兴，女子绝阴不产，润五脏，长肌肉，暖腰膝。

菟丝子：性味，归经：甘，微辛，微温，入肝，肾经

【功用】补肝肾，益精气。《本草原始》：治男女虚冷，添精益髓，去腰疼膝冷，消湿热中，久服去面黑气，悦颜色。

桑葚：性味，归经：甘，微凉，入肝，肾经

【功用】养血滋阴，润肠通便，生津止渴。《世补斋医书》：首乌延寿丹，即以首乌与桑葚等配伍而成，主治阴虚血少之

腰酸耳鸣，头发花白。

91. 参附白术汤

用料：人参 15 克、熟附子 10 克、白术 15 克、猪骨适量，炖汤。肉桂 0.5 克（冲服）。

制作：（1）猪骨头洗净，切件；人参、熟附子、白术洗净，肉桂捣碎成粉。

（2）把猪骨头、人参、熟附子、白术放入炖盅内，加水适量，炖盅加盖，隔开水文火炖 2 小时，然后把肉桂粉倒进汤里焗 5 分钟，调味供用。

功效：大补元气、补益身体。

92. 人参补气汤

用料：童子鸡一只、人参 15 克、白术 10 克、生姜 2 片、红枣 7 粒、枸杞子 7 克，炖 2 小时调味喝汤吃肉。

制作：（1）童子鸡洗净，原只整理好；人参、白术、生姜、红枣（去核）、枸杞子洗净。

（2）把全部用料放入炖盅内，加水适量，炖盅加盖，隔开水文火炖 2~3 小时，调味供用。

功效：大补元气。

人参：性味，归经：甘，生微寒，熟微温，入肝，脾经

【功用】补益元气，益阳生津，补肺益气，《得配本草》：怪症：遍身皮肉混混入波浪声，痒不可忍，搔之血出不止，谓之气奔，用人参和茯苓，青盐合三钱，细辛四五分，煎服自愈。《神农本草经》："主补五脏，安精神，定魂魄，止惊悸，除邪气，明目，开心，益智。"

93. 归地瘦肉汤

用料：当归 15 克、熟地 30 克、瘦肉适量。

制作：（1）瘦肉洗净，切件；当归、熟地洗净。

　　　　（2）把全部用料放入炖盅内，加水适量，炖盅加盖，隔开水文火炖 2 小时，调味供用。

功效：生津补血。

熟地：性味，归经：甘，微温，入肝，肾，心经

【功用】补血，滋阴，为补血滋阴药，善治血虚精亏之月经不调或面色萎黄。《本草纲目》：填骨髓，长肌肉，生精血，补五脏内伤不足，通血脉，利耳目，黑须发。

94. 黄芪炖鸡汤

用料：北芪 25 克、当归 20 克、陈皮 5 克、童子鸡一只，炖汤。

制作：（1）童子鸡洗净，原只整理好；北芪、当归、陈皮洗净。

（2）把全部用料放入炖盅内，加水适量，炖盅加盖，隔开水文火炖2小时，调味供用。

功效：补血、补气。

黄芪：性味，归经：甘，微温，入肺，脾经

【功用】补脾益气，固表止汗，益气开胃，利水退肿，排毒排脓生肌，适用于自汗，盗汗，血痹，浮肿，痈疽不溃，内伤劳倦，脾虚泄泻，脱肛及气血虚弱症。

95. 北芪鲜鱼汤

用料：北芪15克、党参10克、红枣15克、枸杞子10克、生姜3片、鲜鱼250克。

制作：（1）鲜鱼洗净，切件；北芪、党参、红枣（去核）、枸杞子、生姜洗净。

（2）把全部用料放入锅内，加水适量，武火煮沸后，文火煲1小时，调味供用。

功效：补益气血。

96. 韭菜鸡蛋汤

用料：韭菜100克、枸杞子10克、鸡蛋2个。

制作：（1）韭菜洗净，切段；枸杞子、生姜洗净。

（2）锅内放入枸杞子加水适量，武火煮沸后，把

韭菜放进去文火煮 10 分钟再打入鸡蛋，调味供用。

功效：补肾壮阳、补肝益精。

韭菜：性味，归经：辛、温，归肝、肾、胃经

【功用】温中开胃，行气活血，补肾助阳，散瘀。

97. 杜仲枸杞子汤

用料：杜仲 15 克、枸杞子 10 克、猪尾巴一条。

制作：（1）猪尾巴洗净，切件；杜仲、枸杞子洗净。

（2）把全部用料放入炖盅内，加水适量，炖盅加盖，隔开水文火炖 2 小时，调味供用。

功效：补肾益精、强腰健肾。

杜仲：性味，归经：甘，苦，温，入肝，肾经

【功用】补肾壮骨，强筋活络，安胎，降压，常配黄芪，川断，骨碎补，补骨脂，自然铜，对跌打骨折有良效。《本草纲目》：主治：腰膝痛，补中益气，坚筋骨，强志。除阴下痒湿，小便余沥，久服，轻身耐老。

98. 砂仁排骨汤

用料：春砂仁 5 克、红枣 30 克、枸杞子 10 克、童子鸡一只、排骨一条。

制作：（1）猪排骨洗净，切件或童子鸡原只洗净，原只整理好；春砂仁、红枣（去核）、枸杞子洗净。

（2）把全部用料放入炖盅内，加水适量，炖盅加盖，隔开水文火炖 2 小时，调味供用。

功效：补肝益气、和胃祛湿。

砂仁：性味，归经：辛，温，入脾，胃，肾经

【功用】行气健胃，化湿止呕，安胎。

99. 香叶熟党炖鸡汤

用料：童子鸡一只、香叶 3~5 克、红枣 15 克、枸杞子 10 克、熟党 15 克、水适量，炖汤。

制作：（1）童子鸡原只洗净，整理好；香叶、红枣（去核）、枸杞子、熟党洗净。

（2）把全部用料放入炖盅内，加水适量，炖盅加盖，隔开水文火炖 2 小时，调味供用。

功效：补益气血。

香叶：性味，归经：辛、温，归肺，肝经

【功用】健胃，理气止痛。

100. 麦芽北芪益胃汤

用料：炒麦芽 15 克、北芪 15 克、熟党 15 克、白术 10 克、猪骨或三鸟适量。

制作：（1）猪排骨洗净，切件；炒麦芽（汤袋包）、北芪、熟党、白术洗净。

（2）把全部用料放入炖盅内，加水适量，炖盅加盖，隔开水文火炖 2 小时，调味供用。

功效：补脾益胃、补中益气。

麦芽：性味，归经：咸，甘，平，入脾，胃经

【功用】消食健胃，回乳，《得配本草》：除痰饮，化症结，治一切米麦果积，治妇人乳秘成痈。

101. 麦芽白术开胃汤

用料：枸杞子 10 克、红枣 15 克、炒麦芽 10 克（汤袋包）、白术 10 克、猪骨适量。

制作：（1）猪排骨洗净，切件；枸杞子、红枣（去核）、炒麦芽（汤袋包）、白术洗净。

（2）把全部用料放入锅内，加水适量，武火煮沸后，文火煲 2 小时，调味供用。

功效：健脾开胃、补脾益气。

102. 莲藕巴戟红豆汤

用料：红豆 30 克、莲藕 250~500 克、巴戟 20 克、猪骨适量。

制作：（1）猪排骨洗净，切件；红豆、莲藕削皮切块、巴戟洗净。

（2）把全部用料放入锅内，加水适量，武火煮沸后，文火煲 2 小时，调味供用。

功效：滋阴补肾、养血益气。

藕：性味，归经：甘，寒，入脾经

【功用】解渴，醒酒，止血，散瘀，《得配本草》：和梨汁，治痰热，和蜜饮，治烦渴。

巴戟：性味，归经：甘，辛，温，入肾经

【功用】补肾壮阳益精，强筋骨，《本草纲目》：主治大风邪气，阳痿不起，强筋骨，安五脏，补中增志益气。

103. 首乌巴戟汤

用料：黑豆 30 克、首乌 15 克、巴戟 15 克、猪排骨适量。

制作：（1）猪排骨洗净，切件；黑豆、首乌、巴戟洗净。

（2）把全部用料放入锅内，加水适量，武火煮沸后，文火煲 2 小时，调味供用。

功效：补肾益精、乌发、强壮身体。

首乌：性味，归经：甘，苦，涩，微温，入肝，肾经

【功用】补肝肾，益精血，涩精止遗，生用有解疮毒，通大便作用。《雷公炮制药性解》：消瘰疬，散痛肿，疗五痔，止肠风，乌须发，美容颜，补劳瘦，助精神，长肌肉，坚筋骨，添精髓，固腰膝，除风湿，明眼目，以及治妇人产后带下淤血，老年尤为要药，久服令人多子延年。

104. 黄芪熟党白术汤

用料：北芪 10 克、熟党 15 克、红枣 15 克、枸杞子 10 克、白术 10 克，炖老鸽。

制作：（1）老鸽洗净，切件；北芪、熟党、红枣（去核）、枸杞子、白术洗净。

（2）把全部用料放入炖盅内，加水适量，炖盅加盖，隔开水文火炖 2 小时，调味供用。

功效：健脾益气、补益气血。

105. 沙参麦芽健脾汤

用料：沙参 15 克、枸杞子 10 克、麦芽 10 克（纱袋包）、骨头或瘦肉适量。

制作：（1）猪排骨洗净，切件；麦芽（纱袋包）、沙参、枸杞子洗净。

（2）把全部用料放入炖盅内，加水适量，炖盅加

盖，隔开水文火炖 2 小时，调味供用。

功效：养阴开胃、养肝健脾。

沙参：性味，归经：甘，微寒，入肺，胃经

【功用】润肺止咳，养胃生津，《本草备要》：味淡体轻，专补肺气，清肺养肝，兼益脾胃。

106. 川断桑寄生活络汤

用料：桑寄生 25 克、川断 15 克、枸杞子 10 克、红枣 15 克、羊肉 100 克。

制作：(1) 羊肉洗净，切件；桑寄生、川断、枸杞子、红枣（去核）洗净。

　　　(2) 把全部用料放入锅内，加水适量，武火煮沸后，文火煲 2 小时，调味供用。

功效：壮筋活络、补益健骨。

续断（川断）：性味，归经：苦，微辛，温，入肝，肾经

【功用】补肝肾，强壮筋骨，安胎，疗崩漏，《本草纲目》：主治伤寒，补不足，治痈痛疗折跌，续筋骨，妇人乳难，久服益气力。

桑寄生：性味，归经：甘，微苦，平，入肝，肾经

【功用】补肝肾，强筋骨，祛风湿，养血安胎，对肝肾不足，血虚风湿，腰酸背疼，关节麻木，筋骨软弱，常配杜

仲，川断，牛膝，党参等同用。

107. 当归羊肉汤

用料：当归15克、枸杞子10克、红枣20克、羊肉适量。

制作：（1）羊肉洗净，切件；当归、枸杞子、红枣（去核）洗净。

（2）把全部用料放入锅内，加水适量，武火煮沸后，文火煲2小时，调味供用。

功效：补益气血。

108. 党参桂圆汤

用料：熟党15克、枸杞子10克、桂圆肉10克、红枣10粒、猪骨50~100克。

制作：（1）猪骨洗净，切件；熟党、枸杞子、桂圆肉、红枣（去核）洗净。

（2）把全部用料放入锅内，加水适量，武火煮沸后，文火煲2小时，调味供用。

功效：补脾益气，益气养血。

桂圆肉：性味，归经：甘，平，入心，脾经

【功用】补心益脾，安神养血，润五脏，治怔忡。

使用注意：本品能作胀，凡中满气膈之症，不宜食。

109. 北芪猪心汤

用料: 北芪 10 克、熟党 10 克、桂圆肉 10 克、枸杞子 10 克、枣仁 7 克、红枣 7 粒、猪心一只。

制作:(1)猪心洗净,切件;北芪、熟党、桂圆肉、枸杞子、枣仁、红枣(去核)洗净。

　　(2)把全部用料放入炖盅内,加水适量,炖盅加盖,隔开水文火炖 2 小时,调味供用。

功效:养心安神、补血益气。

110. 虫草水鸭汤

用料: 冬虫夏草 15 克、水鸭一只(鹧鸪也可)、生姜 4 片。

制作:(1)水鸭(鹧鸪)洗净,切件;冬虫夏草、生姜洗净。

　　(2)把全部用料放入炖盅内,加水适量,炖盅加盖,隔开水文火炖 2 小时,调味供用。

功效:滋阴润燥、益气生津。

冬虫夏草(冬虫夏草):性味,归经:甘,平,入肺,肾经

【功用】滋肺补肾,平喘止咳,《本草从新》:冬虫夏草甘平补肺,益肾,补精髓,止血化痰,已劳咳,治膈症佳良。

111. 虫草人参汤

用料：冬虫夏草 10 克、人参 10 克、白术 7 克、猪骨 50~100 克。

制作：（1）猪骨洗净，切件；冬虫夏草、人参、白术洗净。

（2）把全部用料放入炖盅内，加水适量，炖盅加盖，隔开水文火炖 2 小时，调味供用。

功效：补脾益气、止咳平喘、提气健身。

人参：性味，归经：甘，生微寒，熟微温，入肝，脾经【功用】补益元气，益阳生津，补肺益气，《得配本草》：怪症：遍身皮肉混混入波浪声，痒不可忍，搔之血出不止，谓之气奔，用人参和茯苓，青盐合三钱，细辛四五分，煎服自愈。《神农本草经》说它"主补五脏，安精神，定魂魄，止惊悸，除邪气，明目，开心，益智"。

112. 山楂巴戟尾龙骨汤

用料：山楂 10 克、巴戟 15 克、白术 10 克、枸杞子 7 克、红枣 10 克、猪骨 50~100 克，炖汤 1~2 小时，调味可食。

制作：（1）猪骨洗净，切件；山楂、巴戟、白术、枸杞子、红枣（去核）洗净。

（2）把全部用料放入炖盅内，加水适量，炖盅加盖，隔开水文火炖 1~2 小时，调味供用。

功效：开胃、补肾益气、补益肝肾。

山楂：性味，归经：酸，甘，微寒，入脾，胃，肝经

【功用】消食导滞，化瘀散结，山楂灰治泻痢。《本草原始》：消食积，补脾，治小肠疝气，发小儿疮疹。

113.田七海马巴戟汤

用料：田七10克、海马2~4条、枸杞子10克、巴戟10克、猪骨50~100克。

制作:（1）猪骨洗净，切件；田七、海马、枸杞子、巴戟洗净。

（2）把全部用料放入炖盅内，加水适量，炖盅加盖，隔开水文火炖2小时，调味供用。

功效：补肾通络、助长高、益精去淤、强筋健骨。

田七（三七）：性味，归经：甘，微苦，温，入肝胃经

【功用】止血散血，祛瘀止痛，治一切血病。《本草备要》：治吐血，血痢血崩，目赤痈肿，醋磨涂即散。

使用注意：本品能损新血，无痛者少用。

海马：性味，归经：咸、甘、温，归肝，肾经

【功用】温肾，壮阳，散结，消肿。

114. 杜仲猪尾汤

用料：杜仲15克、枸杞子10克、麦芽10、猪尾巴一条。

制作:（1）猪尾巴洗净，切件；杜仲、枸杞子、麦芽洗净。

（2）把全部用料放入炖盅内，加水适量，炖盅加盖，隔开水文火炖2小时，调味供用。

功效：补肾益精、强腰健肾，开胃。

杜仲：性味，归经：甘，苦，温，入肝，肾经

【功用】补肾壮骨，强筋活络，安胎，降压，常配黄芪，川断，骨碎补，补骨脂，自然铜，对跌打骨折有良效。《本草纲目》：主治：腰膝痛，补中益气，坚筋骨，强志。除阴下痒湿，小便余沥，久服，轻身耐老。

115. 苁蓉锁阳补肾汤

用料：肉苁蓉15克、锁阳15克、猪骨50~100克。

制作：（1）猪骨洗净，切件；肉苁蓉、锁阳洗净。

（2）把全部用料放入炖盅内，加水适量，炖盅加盖，隔开水文火炖2小时，调味供用。

功效：补肾润肠，补肾益精，强腰健体。

锁阳：性味，归经：甘，温，入肝，肾经

【功用】壮阳补肾，强筋益精，润肠通便，《本草原始》：主治大补阳气，益精血，利大便，虚人大便燥结者啖之，可代苁蓉，煮粥弥佳。

六、止咳类

116. 石斛杏仁尾龙骨汤

用料：石斛 15 克、南北杏仁各 15 克、沙参 15 克、猪骨适量，炖汤。

制作：（1）猪骨洗净，切件；石斛、南北杏仁（开水烫去皮）、沙参洗净。

（2）把全部用料放入炖盅内，加水适量，炖盅加盖，隔开水文火炖 2 小时，调味供用。

功效：养阴止咳。

石斛：性味，归经：甘，微寒，入胃，肺经

【功用】养阴润燥，清热生津，清虚热，《神农本草经》：主伤中，除痹，下气，补五脏虚劳，羸瘦，强阴，久服厚肠胃，轻身延年。

杏仁（北杏仁，南杏仁）：性味，归经：苦，温，有小毒，入肺，大肠经

【功用】止咳平喘，润肠通便，《得配本草》：泻肺降气，行痰散结，润燥解肌，消食积，通大便，解锡毒，杀狗毒，

逐奔豚，杀蛔虫。

117. 雪梨杏仁汤

用料：雪梨2个、南北杏仁各20克（去皮）、瘦肉50克，炖汤。

制作：（1）猪瘦肉洗净，切件；雪梨洗净切块、南北杏仁洗净（开水烫去皮）。

（2）把全部用料放入炖盅内，加水适量，炖盅加盖，隔开水文火炖1~2小时，调味供用。

功效：养阴润肺，止燥咳。

雪梨：性味，归经：凉、甘、酸，归肺，胃经

【功用】生津，润燥，清热，化痰，解酒。

杏仁（北杏仁，南杏仁）：性味，归经：苦，温，有小毒，入肺，大肠经

【功用】止咳平喘，润肠通便，《得配本草》：泻肺降气，行痰散结，润燥解肌，消食积，通大便，解锡毒，杀狗毒，逐奔豚，杀蛔虫。

118. 三叶熟地汤

用料：桑叶10克、苏叶10克、枇杷叶10克、熟地30克、瘦肉适量，煲汤。

制作：（1）瘦肉洗净、切件；桑叶、苏叶、枇杷叶、熟地洗净。

（2）把全部用料放入锅内，加水适量，武火煮沸后，文火煲1小时，供用。

功效：止咳化痰、燥咳为宜。

枇杷叶：性味，归经：苦，微寒，入肺经

【功用】祛痰止咳，和胃降逆，《本草备要》：清肺和胃而降气，气下则火降痰消。

熟地：性味，归经：甘，微温，入肝，肾，心经

【功用】补血，滋阴，为补血滋阴药，善治血虚精亏之月经不调或面色萎黄。《本草纲目》：填骨髓，长肌肉，生精血，补五脏内伤不足，通血脉，利耳目，黑须发。

119. 荠菜鱼腥草汤

用料：荠菜100克、鱼腥草30克（都用鲜的）、骨头适量。

制作：（1）猪骨洗净，切件；荠菜、鱼腥草洗净。

（2）把猪骨放入锅内，加水适量，武火煮沸后，文火煲半小时，放入荠菜、鱼腥草滚5~10分钟，调味供用。

功效：清热、化痰止咳。

荠菜：性味，归经：甘、凉，归肝、脾、肺经

【功用】止血，开胃消食，解毒消肿，和脾，清热，利水，消肿，平肝，止血。

鱼腥草：性味，归经：辛，酸，微寒，入肺，大肠，膀胱经

【功用】清热解毒，消痈肿，清利湿热，《中医方药学》：本品部分有效成分易挥发，煎药时宜先浸透一小时左右，煮沸1~3分钟即可，据临床报道（1）本品用治痈肿疮毒，以及防治术后感染有效；（2）止血，还发现本品煎剂，粉煎，注射剂对肝脏出血有良好的作用，用治肝脏出血（包括术后出血）之疾病，又可治肺痨大出血；（3）清肺热，通鼻窍，治鼻炎。

120. 鱼腥草尾龙骨汤

用料：鱼腥草50克、蜜枣3粒、猪尾龙骨适量。
制作：（1）尾龙骨洗净，切件；鱼腥草、蜜枣洗净。
（2）把尾龙骨和蜜枣放入锅内，加水适量，武火煮沸后，文火煲1小时，再放入鱼腥草滚5分钟，调味供用。
功效：清热化痰、润肺止咳。

鱼腥草：性味，归经：辛，酸，微寒，入肺，大肠，膀胱经

【功用】清热解毒，消痈肿，清利湿热，《中医方药学》：本品部分有效成分易挥发，煎药时宜先浸透一小时左右，煮沸1~3分钟即可，据临床报道（1）本品用治痈肿疮毒，以及防治术后感染有效；（2）止血，还发现本品煎剂，粉煎，注射剂对肝脏出血有良好的作用，用治肝脏出血（包括术后

出血）之疾病，又可治肺痨大出血；（3）清肺热，通鼻窍，治鼻炎。

121. 沙参麦冬猪尾龙骨汤

用料：沙参 15 克、麦冬 15 克、杷叶 5 克、猪尾龙骨 50~100 克。

制作：（1）猪尾龙骨洗净，切件；沙参、麦冬、杷叶洗净。

（2）把全部用料放入锅内，加水适量，武火煮沸后，文火煲 1 小时，调味供用。

功效：养阴生津、清热、化痰止咳。

122. 三叶鱼腥草汤

用料：杷叶 10 克、鱼腥草 10 克、桑叶 10 克、紫苏叶 7 克、猪骨适量。

制作：（1）猪骨洗净，切件；杷叶、鱼腥草、桑叶、紫苏叶洗净。

（2）把全部用料放入锅内，加水适量，武火煮沸后，文火煲半小时，调味供用。

功效：润肺止咳、止咳化痰。

枇杷叶：性味，归经：苦，微寒，入肺经

【功用】祛痰止咳，和胃降逆，《本草备要》：清肺和胃

而降气，气下则火降痰消。

桑叶：性味，归经：甘，苦，微寒，入肺，肝经

【功用】疏风清热，清肝明目，《中医方药学》：本品甘凉轻清，善清肺经及解表风热，亦有用于肺热及燥邪伤肺之咳嗽。

紫苏：性味，归经：辛，温。气香味辛入气分，色紫入血分。入肺、脾经。

【功用】解表散寒，发汗解肌，行气和中，宽中消痰，止痛安胎。《得配本草》：得橘皮，砂仁，行气安胎，配杏仁，萝卜籽，消痰定喘。

使用注意：表虚自汗及温热病少用，多服泄人真气。

123. 龙利叶杏仁尾龙骨汤

用料：杏仁 15 克、鱼腥草 15 克、龙利叶 10 克、猪骨适量。

制作：（1）猪骨洗净，切件；杏仁（开水烫去皮）、鱼腥草、龙利叶洗净。

（2）把全部用料放入锅内，加水适量，武火煮沸后，文火煲 1 小时，调味供用。

功效：清热止咳、痰热咳嗽。

龙脷叶：性味，归经：甘，淡，平，入肺经

【功用】润肺止咳。

124. 白术杏仁猪骨汤

用料：杏仁 15 克（去皮）、龙俐叶 7 克、白术 10 克、猪骨或鹧鸪，炖汤。

制作：（1）猪骨洗净，切件；杏仁（开水烫去皮）、龙利叶、白术洗净。

（2）把全部用料放入锅内，加水适量，武火煮沸后，文火煲 1 小时，调味供用。

功效：久咳不止、肺气不足、虚性咳嗽。

125. 虫草百合猪骨汤

用料：杏仁 15 克（去皮）、冬虫夏草 5~10 克、百合 10 克，猪骨 50~100 克（也可以用鸡）。

制作：（1）猪骨或鸡洗净，切件；杏仁（开水烫去皮）、冬虫夏草、百合洗净。

（2）把全部用料放入炖盅内，加水适量，炖盅加盖，隔开水文火炖 2 小时，调味供用。

功效：止咳、平喘、益气。

冬虫夏草（冬虫夏草）：性味，归经：甘，平，入肺，肾经

【功用】滋肺补肾，平喘止咳，《本草从新》：冬虫夏草甘平补肺，益肾，补精髓，止血化痰，已劳咳，治膈症佳良。

百合：性味，归经：甘，微苦，微寒，入心，肺经

【功用】润肺止咳，清心安神，《得配本草》：润肺宁心，清热止嗽，利二便，除浮肿，疗虚痞，退寒热，定惊悸，止涕泪，治伤寒百合病。

七、保健汤

（一）通用类

126. 二地红枣汤

用料：生地 20 克，熟地 20 克，红枣 20 克、猪骨适量（50~100 克）。

制作：（1）猪骨洗净，切件；生地，熟地，红枣（去核）洗净。

（2）把全部用料放入砂锅内，加水适量，武火煮沸后，文火慢炖 2 小时，调味供用。

功效：养阴补血。适用阴伤肺燥、口干鼻燥、虚火上升之人。

熟地：性味，归经：甘，微温，入肝，肾，心经

【功用】补血，滋阴，为补血滋阴药，善治血虚精亏之月经不调或面色萎黄。《本草纲目》：填骨髓，长肌肉，生精血，补五脏内伤不足，通血脉，利耳目，黑须发。

生地黄（生地）：性味，归经：甘，寒，入心，肝，肾经

【功用】清热凉血，养阴生津，《本草原始》：主治伤中，逐血痹、填骨髓，长肌肉，做汤，除寒热积聚，除痹，疗跌打创伤，久服轻身不老，鲜者尤良。

127. 白术薏米猪骨汤

用料：白术10克、薏米15克、沙参15克、枸枸杞子10克、生姜4片、猪骨适量（50~100克）。

制作：（1）猪骨洗净，切件；白术、薏米、沙参、枸枸杞子洗净，生姜切4片。

（2）把全部用料放入锅内，加水适量，武火煮沸后，文火煲2小时，调味供用。

功效：祛湿补肝脾、健脾养肝。

白术：性味，归经：甘，苦，温，入脾，胃经

【功用】补脾益气，固表止汗，健脾燥湿，《得配本草》：佐人参、黄芪，补气止汗；佐川连，去温火；佐黄芩，安胎清热。合车前，除肿胀，入橘皮，生津液。

薏米：性味，归经：甘，淡，微寒，入脾，肾，肺经

【功用】利水祛湿，祛风渗湿，清热消脓肿，健脾止泻。《雷公炮制药性解》：利肠胃，消水肿，祛风湿，疗脚气，治肺痿，健脾胃。

128. 鸡骨草猪骨汤

用料：鸡骨草 30 克、巴戟 15 克、猪骨适量（50~100 克）（可加枸杞、红枣）。

制作：（1）猪骨洗净，切件；鸡骨草、巴戟洗净。

（2）把全部用料放入锅内，加水适量，武火煮沸后，文火煲 2 小时，调味供用。

功效：清肝补肾、肾虚肝旺宜之。

鸡骨草：性味，归经：甘，淡，微寒，入肝，膀胱经

【功用】清热利湿，舒肝止痛，《中医方药学》：本药为甘淡寒之品，故有清利之功，常用于湿热黄疸，多与田基王，车前草，酢浆草等同用，亦可用于慢性肝炎及早期肝硬化。

129. 肉苁蓉党参汤

用料：肉苁蓉 15 克、党参 10 克、红枣 7 颗、枸杞子 5 克、猪骨适量（50~100 克）。

制作：（1）猪骨洗净，切件；肉苁蓉、党参、红枣（去核）、枸杞子洗净。

（2）把全部用料放入锅内，加水适量，武火煮沸后，文火煲 2 小时，调味供用。

功效：补肾润肠、益气生津。

肉苁蓉：性味，归经：甘，咸，温，入肾，大肠经

【功用】补肾壮阳，润肠通便，抗衰老,《大明本草》说它能"治男子绝阳不兴，女子绝阴不产，润五脏，长肌肉，暖腰膝"。

党参: 性味，归经: 甘，微温，入肺，脾经

【功用】补中益气，健脾胃，适用于气短，心悸，体倦乏力，食少便溏等。

130. 芪术猪骨汤

用料: 北芪 15 克、白术 15 克、红枣 30 克、猪骨适量。

制作:（1）猪骨洗净，切件；北芪、白术、红枣（去核）洗净。

（2）把全部用料放入锅内，加水适量，武火煮沸后，文火煲 2 小时，调味供用。

功效: 健脾益气、补益气血。

白术: 性味，归经: 甘，苦，温，入脾，胃经

【功用】补脾益气，固表止汗，健脾燥湿,《得配本草》: 佐人参、黄芪，补气止汗，佐川连，去温火，佐黄芩，安胎清热。合车前，除肿胀，入橘皮，生津液。

131. 田七北芪猪骨汤

用料: 生田七 10 克、北芪 10 克、红枣 15 克（生田七

单水）、猪骨适量。

制作：（1）猪骨洗净，切件；生田七（捣半碎，开水烫过留田七倒掉水）、北芪、红枣（去核）洗净。

（2）把全部用料放入炖盅内，加水适量，炖盅加盖，隔开水文火炖2小时，调味供用。

功效：祛瘀、补益气血。

田七（三七）：性味，归经：甘，微苦，温，入肝胃经

【功用】止血散血，祛瘀止痛，治一切血病。《本草备要》：治吐血，血痢血崩，目赤痈肿，醋磨涂即散。

使用注意：本品能损新血，无痛者少用。

132. 田七红枣猪骨汤

用料：炮田七10克、红枣15克、枸杞10克、猪骨适量。

制作：（1）猪骨洗净，切件；炮田七（捣碎）、红枣（去核）、枸杞洗净。

（2）把全部用料放入炖盅内，加水适量，炖盅加盖，隔开水文火炖2小时，调味供用。

功效：壮筋络、补益气血。

133. 杜仲红枣猪尾汤

用料：杜仲15克、枸杞10克、红枣15克、生姜4片、猪尾一条。

　　制作:(1)猪尾洗净,切件;杜仲、枸杞、红枣(去核)、生姜切片,洗净。

　　　　(2)把全部用料放入炖盅内,加水适量,炖盅加盖,隔开水文火炖2小时,调味供用。

　　功效:强腰、补肾、益精。

　　杜仲:性味,归经:甘,苦,温,入肝,肾经

　　【功用】补肾壮骨,强筋活络,安胎,降压,常配黄芪,川断,骨碎补,补骨脂,自然铜,对跌打骨折有良效。《本草纲目》:主治:腰膝痛,补中益气,坚筋骨,强志。除阴下痒湿,小便余沥,久服,轻身耐老。

134. 淮山薏米芡实汤

　　用料:淮山20克、沙参20克、薏米20克、枸杞10克、芡实15克、猪骨适量。

　　制作:(1)猪骨洗净,切件;淮山、沙参、薏米、枸杞、芡实洗净。

　　　　(2)把全部用料放入锅内,加水适量,武火煮沸后,文火煲2小时,调味供用。

　　功效:养阴生津、健脾祛湿。

　　淮山:性味,归经:甘,平,入肺,脾经

　　【功用】补益脾胃,滋肾益肺,治健忘遗精,《得配本草》:治虚热干咳,遗精泄泻,游风眼眩,惊悸健忘,生者捣敷疮

毒，能消肿块，合蓖麻子更有效。阴虚火动者，久必脾气衰败，泄泻不止，淮山同芡实，莲子以食之，则补土不妨于水，乃为善治。得菟丝子，止遗泄，配人参，补肺气，佐羊肉，补脾阴，佐熟地，固肾水，合米仁，治泄泻。

薏米：性味，归经：甘，淡，微寒，入脾，肾，肺经

【功用】利水祛湿，祛风渗湿，清热消脓肿，健脾止泻。《雷公炮制药性解》：利肠胃，消水肿，祛风湿，疗脚气，治肺痿，健脾胃。

芡实：性味，归经：甘，涩，平，入脾，肾经

【功用】健脾止泻，固肾涩精，《神农本草经》：主湿痹，腰脊膝痛，补中除暴疾，益精气，强志令耳目聪明。

135.沙参玉竹汤

用料：沙参 20 克、玉竹 20 克、薏米 20 克、骨头少量。

制作：（1）猪骨洗净，切件；沙参、玉竹、薏米洗净。

（2）把全部用料放入锅内，加水适量，武火煮沸后，文火煲 2 小时，调味供用。

功效：清热、养阴。

沙参：性味，归经：甘，微寒，入肺，胃经

【功用】润肺止咳，养胃生津，《本草备要》：味淡体轻，专补肺气，清肺养肝，兼益脾胃。

玉竹：性味，归经：甘，微寒，入肺，肾经

【功用】养阴润燥，生津止渴，《本草纲目》：主治中风

暴热，不能动摇，跌筋活肉，诸不足，久服去面黑气，女子颜色润泽，轻身不老。

136.沙参扁豆猪骨汤

用料：沙参 20 克、扁豆 15 克、薏米 15 克、猪骨适量。

制作：（1）猪骨洗净，切件；沙参、扁豆、薏米洗净。

（2）把全部用料放入锅内，加水适量，武火煮沸后，文火煲 2 小时，调味供用。

功效：清热祛湿。

137.杏仁龙利叶汤

用料：杏仁 15 克（去皮）、龙利叶 5 克、陈皮 5 克，生姜 4 片、猪肺适量。

制作：（1）猪肺洗净，切件；杏仁（开水烫去皮）、龙利叶、陈皮、生姜切片洗净。

（2）把全部用料放入锅内，加水适量，武火煮沸后，文火煲 2 小时，调味供用。

功效：清热、化痰、止咳。

杏仁（北杏仁，南杏仁）：性味，归经：苦，温，有小毒，入肺，大肠经

【**功用**】止咳平喘，润肠通便，《得配本草》：泻肺降气，

行痰散结，润燥解肌，消食积，通大便，解锡毒，杀狗毒，
逐奔豚，杀蛔虫。

龙脷叶：性味，归经：甘，淡，平，入肺经

【功用】润肺止咳。

138. 鱼腥草杏仁猪骨汤

用料：鱼腥草 15 克、杏仁 15 克、生姜 4 片、猪骨适量。

制作：（1）猪骨洗净，切件；鱼腥草、杏仁（开水烫去皮）、
生姜（切片）洗净。

（2）把全部用料放入锅内，加水适量，武火煮沸
后，文火煲 1 小时，调味供用。

功效：清热、化痰、止咳。

鱼腥草：性味，归经：辛，酸，微寒，入肺，大肠，膀
胱经

【功用】清热解毒，消痈肿，清利湿热，《中医方药学》：
本品部分有效成分易挥发，煎药时宜先浸透 1 小时左右，煮
沸 1~3 分钟即可，据临床报道（1）本品用治痈肿疮毒，以
及防治术后感染有效；（2）止血，还发现本品煎剂，粉煎，
注射剂对肝脏出血有良好的作用，用治肝脏出血（包括术后
出血）之疾病，又可治肺痨大出血；（3）清肺热，通鼻窍，
治鼻炎。

139. 杏仁百合猪肺汤

用料：杏仁 15 克、百合 15 克、龙利叶 3 克、猪肺（或猪骨）适量。

制作：（1）猪肺或猪骨洗净，切件；杏仁（开水烫去皮）、百合、龙利叶洗净。

（2）把全部用料放入锅内，加水适量，武火煮沸后，文火煲 1 小时，调味供用。

功效：清热、化痰、止咳。

百合：性味，归经：甘，微苦，微寒，入心，肺经

【功用】润肺止咳，清心安神，《得配本草》：润肺宁心，清热止嗽，利二便，除浮肿，疗虚痞，退寒热，定惊悸，止涕泪，治伤寒百合病。

140. 杏仁巴戟汤

用料：杏仁 15 克、白术 10 克、巴戟 10 克、猪骨适量。

制作：（1）猪骨洗净，切件；杏仁（去皮装进汤袋）、白术、巴戟洗净。

（2）把全部用料放入锅内，加水适量，武火煮沸后，文火煲 2 小时，调味供用。

功效：行气化痰、补肾止咳（适用于肺气虚，久咳之人）。

巴戟：性味，归经：甘，辛，温，入肾经

【功用】补肾壮阳益精，强筋骨，《本草纲目》主治：大风邪气，阳痿不起，强筋骨，安五脏，补中增志益气。

141. 枸杞当归猪心汤

用料：枸杞 10 克、当归 10 克、红枣 15 克、猪心适量。

制作：（1）猪心洗净，切件；枸杞、当归、红枣（去核）洗净。

（2）把全部用料放入炖盅内，加水适量，炖盅加盖，隔开水文火炖 2 小时，调味供用。

功效：补血、暖脏、益气养血。

当归：性味，归经：甘，辛，微温，入心，肝，脾经

【功用】补血调经，活血化瘀，润肠。《本草纲目》：咳逆上气，妇人漏下绝子。

使用注意：本品辛香走窜，腹内热气不宜用。按《施今墨对药》：当归以养血为主，川芎以行气为要，二药并用，互制其短而展其长，气血兼顾，养血调经，行气活血，散瘀止血之力增强。

枸杞子：性味，归经：甘，平，入肝，肾经

【功用】滋补肝肾，养肝明目，益精。《神农本草经》：枸杞：久服坚筋骨，轻身不老。

142. 北芪枸杞子猪心汤

用料：北芪 10 克、枸杞 10 克、当归 5 克、红枣 15 克、猪骨或猪心。

制作：（1）猪心或猪骨洗净，切件；北芪、枸杞、当归、红枣（去核）洗净。

（2）把全部用料放入炖盅内，加水适量，炖盅加盖，隔开水文火炖 2 小时，调味供用。

功效：补益气血、养心补血。

143. 粉葛玉竹汤

用料：粉葛 30 克、玉竹 10 克、猪骨 150 克。

制作：（1）猪骨洗净，切件；粉葛（去皮，切块）、玉竹洗净。

（2）把全部用料放入锅内，加水适量，武火煮沸后，文火煲 1~2 小时，调味供用。

功效：养阴生津、清热。

玉竹：性味，归经：甘，微寒，入肺，肾经

【**功用**】养阴润燥，生津止渴，《本草纲目》：主治中风暴热，不能动摇，跌筋活肉，诸不足，久服去面黑气，女子颜色润泽，轻身不老。

144. 马蹄葛根汤

用料：葛根 30 克、马蹄 50 克、猪骨适量。

制作：（1）猪骨洗净，切件；葛根、马蹄（去皮）洗净。

（2）把全部用料放入锅内，加水适量，武火煮沸后，文火煲 1~2 小时，调味供用。

功效：清热、生津、清大肠热。

马蹄：性味，归经：甘、寒，归肺、胃经

【功用】润肺化痰，利尿，消肿解毒，化湿消食。

葛根：性味，归经：甘、辛、凉，入胃、脾经

【功用】解肌退热，生津止渴，透发麻疹，止泻止痢，《本草原始》：葛根主治：消渴，身大热，呕吐，诸痹，起阴气，解诸毒。

145. 天麻油螺汤

用料：天麻 10 克、白术 10 克、枸杞 10 克、油螺、猪瘦肉 50 克。

制作：（1）猪瘦肉洗净，切件；天麻、白术、枸杞、油螺洗净。

（2）把全部用料放入锅内，加水适量，武火煮沸后，文火煲 1~2 小时，调味供用。

功效：祛风、补肝、止头晕。

天麻：性味，归经：辛，温，入肝经

【功用】平肝息风，镇痉止痛，治小儿惊痫，《珍珠囊》说它"善治风虚眩晕、头痛"。

使用注意：祛风作用大易劫阴，宜用姜汁制。

油螺：性味，归经：咸，平，归肺，胃经

【功用】清肝明目，主眩晕，目昏。

146. 北芪杜仲汤

用料：炮山甲 10 克、北芪 10 克、杜仲 15 克、巴戟 15 克、猪骨适量。

制作：（1）猪骨洗净，切件；炮山甲、北芪、杜仲、巴戟洗净。

（2）把全部用料放入锅内，加水适量，武火煮沸后，文火煲 1~2 小时，调味供用。

功效：活血祛瘀、益气补血、通络。

杜仲：性味，归经：甘，苦，温，入肝，肾经

【功用】补肾壮骨，强筋活络，安胎，降压，常配黄芪，川断，骨碎补，补骨脂，自然铜，对跌打骨折有良效。《本草纲目》：主治：腰膝痛，补中益气，坚筋骨，强志。除阴下痒湿，小便余沥，久服，轻身耐老。

147. 流行壳花生汤

用料：炮山甲片 10 克、花生米 50 克、流行壳 20 克、当归 5 克、猪蹄适量。

制作：（1）猪蹄去干净皮毛洗净，切件；炮山甲片、花生米、流行壳、当归洗净。

（2）把全部用料放入锅内，加水适量，武火煮沸后，文火煲 1~2 小时，调味供用。

功效：补血通乳、益气通络。

花生：性味，归经：甘、平，归肺，脾经
【功用】润肺和胃，补脾。

148. 虫草甲珠汤

用料：甲珠 10 克、冬虫夏草 10 克、红枣 15 克、枸杞 7 克、猪骨适量。

制作：（1）猪骨洗净，切件；甲珠、冬虫夏草、红枣（去核）、枸杞洗净。

（2）把全部用料放入炖盅内，加水适量，炖盅加盖，隔开水文火炖 2 小时，调味供用。

功效：补益肝肾、强身健体、助长高。

冬虫夏草（冬虫夏草）：性味，归经：甘，平，入肺，肾经

【功用】滋肺补肾，平喘止咳，《本草从新》：冬虫夏草甘平补肺，益肾，补精髓，止血化痰，已劳咳，治膈症佳良。

149. 参术虫草汤

用料：冬虫夏草 5 克、人参（高丽）10 克、白术 7 克、猪骨适量（50~100 克）。

制作：（1）猪骨洗净，切件；冬虫夏草、人参（高丽）、白术洗净。

（2）把全部用料放入炖盅内，加水适量，炖盅加盖，隔开水文火炖 2 小时，调味供用。

功效：补肾提气、定喘止咳。（肺气虚者适用。）

人参：性味，归经：甘，生微寒，熟微温，入肝，脾经

【功用】补益元气，益阳生津，补肺益气，《得配本草》：怪症：遍身皮肉混混入波浪声，痒不可忍，搔之血出不止，谓之气奔，用人参和茯苓，青盐合三钱，细辛四五分，煎服自愈。《神农本草经》说它"主补五脏，安精神，定魂魄，止惊悸，除邪气，明目，开心，益智"。

白术：性味，归经：甘，苦，温，入脾，胃经

【功用】补脾益气，固表止汗，健脾燥湿，《得配本草》：佐人参、黄芪，补气止汗；佐川连，去温火，佐黄芩，安胎清热。合车前，除肿胀，入橘皮，生津液。

150. 虫草水鸭汤

用料：冬虫夏草 5~10 克、水鸭一只、生姜 2 片、猪骨少许（50~100 克）

制作:(1)猪骨和水鸭洗净，切件；冬虫夏草、生姜洗净。

（2）把全部用料放入炖盅内，加水适量，炖盅加盖，隔开水文火炖 2 小时，调味供用。

功效：定喘止咳、滋补肝肾、提高免疫力。

151. 松贝鹌鹑汤

用料：冬虫夏草 5 克、松贝（好川贝）5 克、鹌鹑一只、生姜 2 片、猪骨 50 克。

制作:(1)猪骨和鹌鹑洗净，切件；冬虫夏草、松贝（好川贝）洗净。

（2）把全部用料放入炖盅内，加水适量，炖盅加盖，隔开水文火炖 2 小时，调味供用。

功效：止咳、化痰、补气定喘。

152. 虫草枸杞汤

用料：冬虫夏草 10 克、枸杞 10 克、白术 5 克、猪骨适量（50~100 克）。

制作:(1)猪骨洗净，切件；冬虫夏草、枸杞、白术洗净。

（2）把全部用料放入炖盅内，加水适量，炖盅加

盖，隔开水文火炖 2 小时，调味供用。

功效：补益肝肾、健脾益气。

枸杞子：性味，归经：甘，平，入肝，肾经

【**功用**】滋补肝肾，养肝明目，益精。《神农本草经》：枸杞：久服坚筋骨，轻身不老。

153. 巴戟虫草汤

用料：冬虫夏草 10 克、巴戟 10 克、枸杞 10 克、红枣 15 克、猪骨或鹧鸪一只。

制作：（1）猪骨或鹧鸪洗净，切件；冬虫夏草、巴戟、枸杞、红枣（去核）洗净。

（2）把全部用料放入炖盅内，加水适量，炖盅加盖，隔开水文火炖 2 小时，调味供用。

功效：补肾益精、健筋固齿。

巴戟：性味，归经：甘，辛，温，入肾经

【**功用**】补肾壮阳益精，强筋骨，《本草纲目》：主治大风邪气，阳痿不起，强筋骨，安五脏，补中增志益气。

154. 虫草肉苁锁阳汤

用料：冬虫夏草 10 克、肉苁 10 克、锁阳 15 克、猪骨

适量或鸡一只。

制作：（1）猪骨或鸡洗净，切件；冬虫夏草、肉茸、锁阳洗净。

（2）把全部用料放入炖盅内，加水适量，炖盅加盖，隔开水文火炖 2 小时，调味供用。

功效：壮阳补肾、精益乌发。

锁阳：性味，归经：甘，温，入肝，肾经

【功用】壮阳补肾，强筋益精，润肠通便，《本草原始》主治：大补阳气，益精血，利大便，虚人大便燥结者啖之，可代苁蓉，煮粥弥佳。

155. 虫草芪术补气汤

用料：冬虫夏草 10 克、北芪 10 克、枸杞 10 克、红枣 15 克、党参 10 克、白术 7 克、猪骨适量。

制作：（1）猪骨洗净，切件；冬虫夏草、北芪、枸杞、红枣（去核）、党参、白术洗净。

（2）把全部用料放入炖盅内，加水适量，炖盅加盖，隔开水文火炖 2 小时，调味供用。

功效：补益气血、健身提气。

156. 虫草参归汤

用料: 冬虫夏草 10 克、当归 10 克、党参 10 克、红枣 15 克、猪骨适量。

制作:（1）猪骨洗净，切件；冬虫夏草、当归、党参、红枣（去核）洗净。

（2）把全部用料放入炖盅内，加水适量，炖盅加盖，隔开水文火炖 2 小时，调味供用。

功效：补血生津、血虚气困。

当归：性味，归经：甘，辛，微温，入心，肝，脾经

【**功用**】补血调经，活血化瘀，润肠。《本草纲目》：咳逆上气，妇人漏下绝子。

使用注意：本品辛香走窜，腹内热气不宜用。按《施今墨对药》：当归以养血为主，川芎以行气为要，二药并用，互制其短而展其长，气血兼顾，养血调经，行气活血，散瘀止血之力增强。

党参：性味，归经：甘，微温，入肺，脾经

【**功用**】补中益气，健脾胃，适用于气短，心悸，体倦乏力，食少便溏等。

157. 虫草海马田七汤

用料：冬虫夏草 10 克、海马 2 条、炮田七 10 克、红枣 15 克、巴戟 10 克，猪骨适量。

制作:（1）猪骨洗净，切件；冬虫夏草、海马、炮田七、红枣（去核）、巴戟洗净。

（2）把全部用料放入炖盅内，加水适量，炖盅加盖，隔开水文火炖2小时，调味供用。

功效：活血通络、补益气血。

海马：性味，归经：咸、甘、温，归肝，肾经

【功用】温肾，壮阳，散结，消肿。

158. 羊藿叶巴戟猪骨汤

用料：羊藿叶10克、巴戟15克、枸杞10克、红枣15克，猪骨适量。

制作:（1）猪骨洗净，切件；羊藿叶、巴戟、枸杞、红枣（去核）洗净。

（2）把全部用料放入锅内，加水适量，武火煮沸后，文火煲1~2小时，调味供用。

功效：补肾壮阳、益精健肾。

淫羊藿（羊藿叶，仙灵脾）：性味，归经：辛，甘，温，入肾经

【功用】补肾壮阳，祛风散湿，《本草纲目》：主治阳痿绝伤，茎中痛，益力气，强志。

巴戟：性味，归经：甘，辛，温，入肾经

【功用】补肾壮阳益精，强筋骨，《本草纲目》：主治大

风邪气，阳痿不起，强筋骨，安五脏，补中增志益气。

159.羊藿叶杜仲巴戟猪尾汤

用料：羊藿叶 10 克、杜仲 10 克、巴戟 15 克、猪尾或猪骨适量。

制作：（1）猪尾或猪骨洗净，切件；羊藿叶、杜仲、巴戟洗净。

（2）把全部用料放入锅内，加水适量，武火煮沸后，文火煲 1~2 小时，调味供用。

功效：补肾强阳、壮腰健肾。

杜仲：性味，归经：甘，苦，温，入肝，肾经

【功用】补肾壮骨，强筋活络，安胎，降压，常配黄芪，川断，骨碎补，补骨脂，自然铜，对跌打骨折有良效。《本草纲目》：主治：腰膝痛，补中益气，坚筋骨，强志。除阴下痒湿，小便余沥，久服，轻身耐老。

160.羊藿叶当归瘦肉汤

用料：羊藿叶 10 克、当归 10 克、川断 10 克、红枣 15 克、瘦肉适量，煲汤。

制作：（1）猪瘦肉洗净，切件；羊藿叶、当归、川断、红枣（去核）洗净。

（2）把全部用料放入锅内，加水适量，武火煮沸后，文火煲 1~2 小时，调味供用。

功效：补益气血、壮阳活络。

161. 二仙巴戟瘦肉汤

用料：羊藿叶 10 克、仙茅 10 克、巴戟 15 克、红枣 15 克、枸杞 10 克、生姜 2 片、瘦肉适量，煲汤。

制作：（1）猪瘦肉洗净，切件；羊藿叶、仙茅、巴戟、红枣（去核）、枸杞、生姜洗净。

（2）把全部用料放入锅内，加水适量，武火煮沸后，文火煲 1~2 小时，调味供用。

功效：壮阳益精、补肾益气。

仙茅：性味，归经：辛，温，入肾经

【功用】补肾壮阳，祛寒除湿，《本草纲目》：主治心腹冷气不能食，腰脚风冷挛痹不能行，丈夫虚劳，老人失溺无子，益阳道，久服通神强记，助筋骨，益肌块，长精神，明目。

使用注意：本品辛热性猛，肾火炽热者不宜用。

162. 川芎首乌瘦肉汤

用料：羊藿叶 10 克、首乌 10 克、川芎 10 克、当归 10 克、生姜 2 片、红枣 15 克、瘦肉适量，煲汤。

制作:(1)猪瘦肉洗净,切件;羊藿叶、首乌、川芎、当归、生姜、红枣(去核)洗净。

(2)把全部用料放入锅内,加水适量,武火煮沸后,文火煲2小时,调味供用。

功效:补血生津、活血益气。

川芎:性味,归经:辛,温,入肝,胆,心包经

【功用】活血行气,散风寒,疗头疼,破瘀翳,调经脉。《药性本草》:治一切风,一切气,一切劳损,一切血,补五劳,壮筋骨,调六脉,破痂结宿血。

首乌:性味,归经:甘,苦,涩,微温,入肝,肾经

【功用】补肝肾,益精血,涩精止遗,生用有解疮毒,通大便作用。《雷公炮制药性解》:消瘰疬,散痈肿,疗五痔,止肠风,乌须发,美容颜,补劳瘦,助精神,长肌肉,坚筋骨,添精髓,固腰膝,除风湿,明眼目,及治妇人产后带下淤血,老年尤为要药,久服令人多子延年。

(注:汤方除特别注明外,都以猪骨、瘦肉或猪尾或三鸟"鸡鹅鸭"为辅料炖或煲汤。鸟雀为:鹊鸪、鹌鹑、水鸭等)

163. 淮山枸杞瘦肉汤

用料:淮山15克、枸杞10克、麦冬10克、沙参10克、瘦肉适量,煲汤。

制作:(1)猪瘦肉洗净,切件;淮山、枸杞、麦冬、沙参洗净。

（2）把全部用料放入锅内，加水适量，武火煮沸后，文火煲 1~2 小时，调味供用。

功效：养阴生津、润燥降实火。

淮山：性味，归经：甘，平，入肺，脾经

【功用】补益脾胃，滋肾益肺，治健忘遗精，《得配本草》：治虚热干咳，遗精泄泻，游风眼眩，惊悸健忘，生者捣敷疮毒，能消肿块，合蓖麻子更有效。阴虚火动者，久必脾气衰败，泄泻不止，淮山同芡实，莲子以食之，则补土不妨于水，乃为善治。得菟丝子，止遗泄，配人参，补肺气，佐羊肉，补脾阴，佐熟地，固肾水，合米仁，治泄泻。

枸杞子：性味，归经：甘，平，入肝，肾经

【功用】滋补肝肾，养肝明目，益精。《神农本草经》：枸杞：久服坚筋骨，轻身不老。

164. 淮山薏米瘦肉汤

用料：淮山 15 克、枸杞 10 克、麦冬 10 克、薏米 20 克、扁豆 15 克、瘦肉适量，煲汤。

制作：（1）猪瘦肉洗净，切件；淮山、枸杞、麦冬、薏米、扁豆洗净。

（2）把全部用料放入锅内，加水适量，武火煮沸后，文火煲 2 小时，调味供用。

功效：祛湿清热、养阴生津。

薏米：性味，归经：甘，淡，微寒，入脾，肾，肺经

【功用】利水祛湿，祛风渗湿，清热消脓肿，健脾止泻。《雷公炮制药性解》：利肠胃，消水肿，祛风湿，疗脚气，治肺痿，健脾胃。

165. 牛大力巴戟猪骨汤

用料：牛大力 15 克、千斤拔 15 克、巴戟 15 克、猪骨适量，煲汤。

制作：（1）猪骨洗净，切件；牛大力、千斤拔、巴戟洗净。

（2）把全部用料放入锅内，加水适量，武火煮沸后，文火煲 2 小时，调味供用。

功效：益气通络、强筋骨。

牛大力：性味，归经：甘，平，入肺，脾经

【功用】补脾润肺，舒筋活络。

166. 牛大力五爪龙汤

用料：牛大力 15 克、五指毛桃（五爪龙）15 克、红枣 20 克、猪骨适量，煲汤。

制作：（1）猪骨洗净，切件；牛大力、五指毛桃（五爪龙）、红枣（去核）洗净。

（2）把全部用料放入锅内，加水适量；武火煮沸后，文火煲 2 小时，调味供用。

功效：强筋健骨。

五指毛桃（五爪龙）：性味，归经：甘，微温，入肺，脾经

【功用】补脾益气，祛痰平喘，健脾化湿，民间用以代黄芪（北芪）使用，故有"南芪"之称，有止咳，祛痰，平喘作用。

167. 灵仙狗脊鹅脚翼汤

用料：灵仙 15 克、狗脊 15 克、鸡血藤 15 克、鹅脚翼各 2 对。

制作：（1）鹅脚翼洗净，切件；灵仙、狗脊、鸡血藤洗净。

（2）把全部用料放入锅内，加水适量，武火煮沸后，文火煲 2 小时，调味供用。

功效：祛风湿，通经络。

灵仙（威灵仙）：性味，归经：辛，温，入膀胱经

【功用】祛风湿，通络止痛，治骨鲠，《本草原始》：主治诸风，宣通五脏，去腹内冷滞，心膈痰水，久积症瘕，症瘕气块，膀胱宿脓恶水，腰酸冷痛，疗折伤，久服无温疫、疟。

168. 走马胎红枣猪骨汤

用料：走马胎 15 克、红枣 30 克、猪骨适量，煲汤。

制作：（1）猪骨洗净，切件；走马胎、红枣（去核）洗净。

（2）把全部用料放入锅内，加水适量，武火煮沸后，文火煲 2 小时，调味供用。

功效：强筋健骨、补血益血。

走马胎（马胎）：性味，归经：辛、温，归肺肝，脾经

【功用】祛风湿，壮筋骨，活血化瘀。

169. 猫爪草甲珠瘦肉汤

用料：猫爪草 20 克、穿山甲 10 克、红花 1 克、瘦肉适量，煲汤。

制作：（1）猪瘦肉洗净，切件；猫爪草、穿山甲、红花洗净。

（2）把全部用料放入锅内，加水适量，武火煮沸后，文火煲 2 小时，调味供用。

功效：活血散瘀、活血通血、散结通经。

猫爪草：性味，归经：辛、甘、温，归肝、肺经

【功用】散结，解毒，消肿。

170. 北芪红花瘦肉汤

用料: 红花 1 克、北芪 15 克、当归 15 克、猪骨适量, 煲汤。

制作:（1）猪骨洗净, 切件; 红花、北芪、当归洗净。

（2）把全部用料放入锅内, 加水适量, 武火煮沸后, 文火煲 2 小时, 调味供用。

功效: 活血祛瘀、益气散结。

171. 川断红花活络汤

用料: 红花 1 克、当归 15 克、杜仲 10 克、巴戟 15 克、川断 15 克、猪骨适量, 煲汤。

制作:（1）猪骨洗净, 切件; 红花、当归、杜仲、巴戟、川断洗净。

（2）把全部用料放入锅内, 加水适量, 武火煮沸后, 文火煲 2 小时, 调味供用。

功效: 续筋接骨、通络止痛、祛瘀生新。

红花: 性味, 归经: 辛, 温, 入心, 肝经。

【功用】活血通经, 祛瘀止痛, 跌打损伤,《雷公炮制药性解》: 逐腹中恶血百补血虚, 除产后败血而止血晕, 疗跌打损伤, 疮毒肿胀, 老人血少便结, 女子经闭不行, 催生下胎衣及死胎。

使用注意: 本品有活血通经作用, 月经过多, 孕妇忌用。

172. 北芪川断猪骨汤

用料: 北芪15克、骨碎补10克、补骨脂10克、川断15克、猪骨适量，煲汤。

制作:（1）猪骨洗净，切件；北芪、骨碎补、补骨脂、川断洗净。

（2）把全部用料放入锅内，加水适量，武火煮沸后，文火煲2小时，调味供用。

功效: 益气固骨、续筋接骨。

骨碎补：性味，归经：苦，温，入肾，心包，肝经

【功用】补肾，续筋接骨，壮腰健肾，活血止痛,《得配本草》坚肾固齿，治耳鸣，久泄，痿痹折伤，去骨中毒风，佐六味煎服，疗齿痛，入猪肾煨食，治久泄。烧炭存性，米饮或酒服，治肠风失血。

续断（川断）：性味，归经：苦，微辛，温，入肝，肾经

【功用】补肝肾，强壮筋骨，安胎，疗崩漏,《本草纲目》:主治伤寒，补不足，治疮痈疗折跌，续筋骨，妇人乳难，久服益气力。

173. 龙牡壮骨汤

用料：桂枝15克、牡蛎30克、龙骨30克、当归15克、红枣15克、猪骨适量，煲汤。

制作：（1）猪骨洗净，切件；桂枝、牡蛎、龙骨、当归、红枣（去核）洗净。

（2）把全部用料放入锅内，加水适量，武火煮沸后，文火煲2小时，调味供用。

功效：壮筋接骨、强筋骨、益气血。

龙骨：性味，归经：甘，涩，平，入心，肝，肾经

【功用】镇惊安神，平肝潜阳，收敛固涩，可用平肝安神，煅用收敛固涩。《本草备要》能收敛浮越之正气，涩肠养肾，安魂镇惊，辟邪解毒，治多梦纷纭，惊痫疟痢，吐血崩带，遗精脱肛，大小肠利，固精止汗，定喘。

牡蛎：性味，归经：咸，涩，微寒，入肝，胆，肾经

【功用】益阴潜阳，收敛固涩，软坚散结，一般生用于益阴潜阳，软坚散结，煅用固涩制酸。《本草备要》医家王好古曰：以柴胡引之，去胁下硬，茶引之，消颈核，大黄引，消股间肿。

174. 龙牡石斛汤

用料：龙骨30克、牡蛎30克、石斛20克、红枣30克、瘦肉适量，煲汤。

制作：（1）猪瘦肉洗净，切件；龙骨、牡蛎、石斛、红枣（去核）洗净。

（2）把全部用料放入锅内，加水适量，武火煮沸后，文火煲2小时，调味供用。

功效：育阴潜阳，安神补血。

石斛：性味，归经：甘，微寒，入胃，肺经

【功用】养阴润燥，清热生津，清虚热，《神农本草经》：主伤中，除痹，下气，补五脏虚劳，羸瘦，强阴，久服厚肠胃，轻身延年。

175. 龙牡枣仁汤

用料：夜交藤15克、首乌15克、龙牡各30克、红枣30克、枣仁10克、瘦肉适量，煲汤。

制作：（1）猪瘦肉洗净，切件；夜交藤、首乌、龙骨、牡蛎、红枣（去核）、枣仁洗净。

（2）把全部用料放入锅内，加水适量，武火煮沸后，文火煲2小时，调味供用。

功效：安神助眠、潜阳补中。

酸枣仁：性味，归经：甘，酸，平，入肝，心，脾经

【功用】养心安神，益阴敛汗，《本草原始》：治烦心不得眠，脐上下痛，血转久泄，虚汗烦渴，补中舒肝气，坚筋骨，助阴气，能令人眼健。

176. 当归羊肉汤

用料：生姜 10~20 克、当归 15 克、陈皮 7 克、羊肉适量，炖汤。

制作：（1）羊肉洗净，切件；当归、陈皮、生姜洗净。

（2）把全部用料放入炖盅内，加水适量，炖盅加盖，隔开水文火炖 2 小时，调味供用。

功效：补益气血。

当归：性味，归经：甘，辛，微温，入心，肝，脾经

【**功用**】补血调经，活血化瘀，润肠。《本草纲目》：咳逆上气，妇人漏下绝子。

使用注意：本品辛香走窜，腹内热气不宜用。按《施今墨对药》：当归以养血为主，川芎以行气为要，二药并用，互制其短而展其长，气血兼顾，养血调经，行气活血，散瘀止血之力增强。

177. 当归巴戟羊肉汤

用料：当归 15 克、巴戟 20 克、羊肉适量，炖汤。

制作：（1）羊肉洗净，切件；当归、巴戟洗净。

（2）把全部用料放入炖盅内，加水适量，炖盅加盖，隔开水文火炖 2 小时，调味供用。

功效：补肾养血。

巴戟：性味，归经：甘，辛，温，入肾经

【功用】补肾壮阳益精，强筋骨，《本草纲目》：主治大风邪气，阳痿不起，强筋骨，安五脏，补中增志益气。

178. 参地当归排骨汤

用料：白糖参 15 克、熟地 15 克、当归 10 克、猪骨适量，煲汤。

制作：（1）猪骨洗净，切件；白糖参、熟地、当归洗净。

（2）把全部用料放入锅内，加水适量，武火煮沸后，文火煲 2 小时，调味供用。

功效：补血开胃。

当归：性味，归经：甘，辛，微温，入心，肝，脾经

【功用】补血调经，活血化瘀，润肠。《本草纲目》：咳逆上气，妇人漏下绝子。

使用注意：本品辛香走窜，腹内热气不宜用。按《施今墨对药》：当归以养血为主，川芎以行气为要，二药并用，互制其短而展其长，气血兼顾，养血调经，行气活血，散瘀止血之力增强。

179. 参枣熟地猪骨汤

用料：白糖参 15 克、红枣 30 克、枸杞 15 克、熟地 15 克、

猪骨适量，煲汤。

制作：（1）猪骨洗净，切件；白糖参、红枣（去核）、枸杞、熟地洗净。

（2）把全部用料放入锅内，加水适量，武火煮沸后，文火煲 2 小时，调味供用。

功效：养阴益胃。

180. 麦芽开胃汤

用料：炒麦芽（袋包）15 克、白术 15 克、熟党 15 克、红枣 15 克、枸杞 10 克、猪骨适量。

制作：（1）猪骨洗净，切件；炒麦芽、白术、熟党、红枣（去核）、枸杞洗净。

（2）把全部用料放入锅内，加水适量，武火煮沸后，文火煲 2 小时，调味供用。

功效：益气健脾、开胃。

麦芽：性味，归经：咸，甘，平，入脾，胃经

【**功用**】消食健胃，回乳，《得配本草》：除痰饮，化症结，治一切米麦果积，治妇人乳秘成痈。

181. 夏枯草沙参猪骨汤

用料：夏枯草 15 克、炒麦芽 15 克、沙参 15 克、猪骨适量，

煲汤。

制作:(1)猪骨洗净,切件;夏枯草、炒麦芽、沙参洗净。

(2)把全部用料放入锅内,加水适量,武火煮沸后,文火煲1小时,调味供用。

功效:清肝、养阴、开胃。

夏枯草:性味,归经:甘,辛,寒,入肝,肺经

【功用】清肝明目,清热散结,《中医方药学》:本品用治痰火郁结所致的,结核(如颈部淋巴结炎),正溃未溃均可应用,可单用或配玄参,贝母,牡蛎等同用,又治瘿瘤(如单纯甲状腺肿),可配海藻,昆布等同用,还可用治肿瘤,如腺瘤、淋巴肉瘤、纵膈肿瘤等,有一定的疗效。《本草原始》:主治寒热瘰疬,鼠瘘头疮,破症,散瘿结气,脚肿湿痹,轻身。

沙参:性味,归经:甘,微寒,入肺,胃经

【功用】润肺止咳,养胃生津,《本草备要》:味淡体轻,专补肺气,清肺养肝,兼益脾胃。

182. 薏米红枣祛湿汤

用料:生姜2片、薏米15克、沙参15克、红枣15克、三鸟或骨头适量,煲汤。

制作:(1)三鸟或猪骨洗净,切件;生姜、薏米、沙参、红枣(去核)洗净。

(2)把全部用料放入锅内,加水适量,武火煮沸

后，文火煲 2 小时，调味供用。

功效：清补祛湿。

183. 砂仁巴戟汤

用料：砂仁 5 克、巴戟 15 克、三鸟或猪骨适量。

制作：（1）三鸟或猪骨洗净，切件；砂仁、巴戟洗净。

（2）把全部用料放入锅内，加水适量，武火煮沸后，文火煲 2 小时，调味供用。

功效：补肾行气。

砂仁：性味，归经：辛，温，入脾，胃，肾经

【功用】行气健胃，化湿止呕，安胎。

巴戟：性味，归经：甘，辛，温，入肾经

【功用】补肾壮阳益精，强筋骨，《本草纲目》：主治大风邪气，阳痿不起，强筋骨，安五脏，补中增志益气。

184. 砂仁巴戟枸杞排骨汤

用料：砂仁 5 克、巴戟 15 克、枸杞 10 克、猪排骨，煲汤。

制作：（1）猪排骨洗净，切件；砂仁、巴戟、枸杞洗净。

（2）把全部用料放入锅内，加水适量，武火煮沸后，文火煲 2 小时，调味供用。

功效：补益肝肾。

185. 砂仁杜仲猪尾汤

用料: 砂仁5克、杜仲15克、巴戟15克、猪尾一条, 煲汤。

制作:（1）猪尾洗净, 切件; 砂仁、杜仲、巴戟洗净。

（2）把全部用料放入锅内, 加水适量, 武火煮沸后, 文火煲2小时, 调味供用。

功效: 行气补肾。

186. 砂仁芪术脊骨汤

用料: 砂仁5克、北芪15克、白术10克、尾龙骨适量。

功效: 行气健脾。

制作:（1）猪骨洗净, 切件; 砂仁、北芪、白术洗净。

（2）把全部用料放入锅内, 加水适量, 武火煮沸后, 文火煲2小时, 调味供用。

功效: 补益肝肾。

187. 砂仁参术排骨汤

用料: 砂仁5克、熟党15克、白术10克、红枣15克、枸杞10克、排骨适量。

制作:（1）猪排骨洗净, 切件; 砂仁、熟党、白术、红枣（去核）、枸杞洗净。

（2）把全部用料放入锅内, 加水适量, 武火煮沸后, 文火煲2小时, 调味供用。

功效：补脾益气、养血生血。

188. 砂仁红枣尾龙汤

用料：砂仁 5~10 克、北芪 10 克、党参 10 克、白术 10 克、枸杞 10 克、红枣 10 克，尾龙骨适量。

制作：(1) 猪骨洗净，切件；砂仁、北芪、党参、白术、枸杞、红枣（去核）洗净。

（2）把全部用料放入锅内，加水适量，武火煮沸后，文火煲 2 小时，调味供用。

功效：补脾益气、益气养血。

189. 砂仁羊藿叶尾龙骨汤

用料：砂仁 5 克、羊藿叶 10 克、尾龙骨适量。

制作：(1) 猪骨洗净，切件；砂仁、羊藿叶洗净。

（2）把全部用料放入锅内，加水适量，武火煮沸后，文火煲 1 小时，调味供用。

功效：补肾益气。

190. 砂仁枸杞子尾龙骨汤

用料：砂仁 5 克、羊藿叶 10 克、枸杞 10 克、陈皮 5 克、尾龙骨适量，炖汤。

制作:(1)猪骨洗净,切件;砂仁、羊藿叶、陈皮、枸杞洗净。

(2)把全部用料放入锅内,加水适量,武火煮沸后,文火煲1小时,调味供用。

功效:补益肝肾。

191. 白术二苓排骨汤

用料:茯苓15克、白术10克、猪苓15克、骨头适量,炖汤。

制作:(1)猪骨洗净,切件;茯苓、白术、猪苓洗净。

(2)把全部用料放入炖盅内,加水适量,炖盅加盖,隔开水文火炖2小时,调味供用。

功效:健脾祛湿。

白术:性味,归经:甘,苦,温,入脾,胃经

【功用】补脾益气,固表止汗,健脾燥湿,《得配本草》:佐人参、黄芪,补气止汗,佐川连,去温火,佐黄芩,安胎清热。合车前,除肿胀,入橘皮,生津液。

茯苓:性味,归经:甘,淡,平,入脾,胃,心,肺,肾经

【功用】利水祛湿,健脾补中,宁心安神,《神农本草经》:主胸肋逆气,忧虑,惊邪,恐悸,心下结痛,寒热烦满,咳逆,口焦舌干,利小便,久服安魂养神,不饥延年。

192. 田七二参猪心汤

用料：田七 10 克、人参 10 克、丹参 5 克、白术 15 克、猪心一个，炖汤。

制作:（1）猪心洗净，切件；田七、人参、丹参、白术洗净。

（2）把全部用料放入炖盅内，加水适量，炖盅加盖，隔开水文火炖 2 小时，调味供用。

功效：疏通心脑血管、益气。

田七（三七）：性味，归经：甘，微苦，温，入肝、胃经

【功用】止血散血，祛瘀止痛，治一切血病。《本草备要》：治吐血，血痢血崩，目赤痈肿，醋磨涂即散。

使用注意：本品能损新血，无痛者少用。

丹参：性味，归经：苦，微寒，入心、肝、心包经

【功用】活血通络，行血止痛，祛瘀消肿，养血安神。《本草纲目》：治心腹邪气，肠鸣幽幽如走水，寒热积聚，破症除瘕，止烦满，益气。近代研究丹参对肝脾肿大有比较突出的缩小及变软的功效。

人参：性味，归经：甘，生微寒，熟微温，入肝、脾经

【功用】补益元气，益阳生津，补肺益气，《得配本草》：怪症：遍身皮肉混混入波浪声，痒不可忍，搔之血出不止，谓之气奔，用人参和茯苓，青盐合三钱，细辛四五分，煎服自愈。《神农本草经》说它"主补五脏，安精神，定魂魄，止惊悸，除邪气，明目，开心，益智"。

193. 灵仙狗脊鹅脚汤

用料：灵仙 15 克、狗脊 15 克、鸡血藤 15 克、鹅脚适量，煲汤。

制作：（1）鹅脚洗净，切件；灵仙、狗脊、鸡血藤洗净。

（2）把全部用料放入锅内，加水适量，武火煮沸后，文火煲 2 小时，调味供用。

功效：壮筋活络、止骨痛。

灵仙（威灵仙）：性味，归经：辛，温，入膀胱经

【功用】祛风湿，通络止痛，治骨鲠，《本草原始》：主治诸风，宣通五脏，去腹内冷滞，心膈痰水，久积症瘕，痃癖气块，膀胱宿脓恶水，腰酸冷痛，疗折伤，久服无温疫、疟。

狗脊：性味，归经：苦，甘，温，入肝，肾经

【功用】补益肝肾，祛风湿，强筋骨，《本草纲目》：治失溺不节肾虚，脚弱腰疼，寒湿周痹。

194. 杜仲巴戟枸杞猪尾汤

用料：杜仲 10 克、巴戟 15 克、红枣 7 粒、枸杞 10 克、陈皮 5 克、猪尾适量，煲汤。

制作：（1）猪尾洗净，切件；杜仲、巴戟、红枣（去核）、枸杞、陈皮洗净。

（2）把全部用料放入锅内，加水适量，武火煮沸后，文火煲个半小时，调味供用。

功效：补肾强腰。

杜仲：性味，归经：甘，苦，温，入肝，肾经

【功用】补肾壮骨，强筋活络，安胎，降压，常配黄芪，川断，骨碎补，补骨脂，自然铜，对跌打骨折有良效。《本草纲目》：主治：腰膝痛，补中益气，坚筋骨，强志。除阴下痒湿，小便余沥，久服，轻身耐老。

195. 西洋参肉苁蓉排骨汤

用料：西洋参 10 克、红枣 25 克、枸杞 10 克、肉苁蓉 15 克、猪骨适量，煲汤。

制作：(1) 猪骨洗净，切件；西洋参、红枣（去核）、枸杞、肉苁蓉洗净。

(2) 把全部用料放入锅内，加水适量，武火煮沸后，文火煲 2 小时，调味供用。

功效：滋阴益气、四季皆宜。

西洋参：性味，归经：甘，苦，凉，入肺，胃经

【功用】益气生津，养阴清热，《中医方药学》：用于肺阴虚咳嗽咯血，肺痿失声，常配沙参、天冬、阿胶、紫苑、贝母等同用。

肉苁蓉：性味，归经：甘，咸，温，入肾，大肠经

【功用】补肾壮阳，润肠通便，抗衰老，《大明本草》说它能"治男子绝阳不兴，女子绝阴不产，润五脏，长肌肉，

暖腰膝"。

196. 莲子冬瓜汤

用料：红枣 10 粒、莲子 20 克、枸杞 10 克，猪肉粒、鸡肉粒适量，冬瓜一个、切去蒂，炖汤。

制作：（1）猪肉和鸡肉开水烫半熟，切肉粒；冬瓜切去蒂掏开心、红枣（去核）、莲子、枸杞洗净。

（2）把全部用料放入冬瓜内再放进炖盅，加水适量，炖盅加盖，隔开水文火炖 2 小时，调味供用。

功效：滋阴养血。

莲子：性味，归经：甘，平，入心，肾经

【功用】养心清补，健脾止泻，《本草纲目》：主心肾，厚肠胃，固精气，强筋骨，补虚损。

197. 椰子塘鲺汤

用料：椰子一个、塘鲺两条（100 克左右）、红枣 7 粒、枸杞 10 克、瘦肉适量，炖汤。

制作：（1）猪瘦肉和塘鲺洗净，切件；椰子取椰汁和椰肉、红枣（去核）、枸杞洗净。

（2）把全部用料放入炖盅内，加水适量，炖盅加盖，隔开水文火炖 1~2 小时，调味供用。

功效：润肺养阴。

椰子：性味，归经：甘、凉，归肺，大肠经

【功用】补虚，生津，利尿，杀虫。

198. 胡椒白术猪肚汤

用料：胡椒3克、白术15克、生姜2片、猪肚一个，煲汤。

制作：（1）猪肚洗净；胡椒、白术、生姜洗净放进猪肚内扎好。

　　　　（2）把猪肚放入锅内，加水适量，武火煮沸后，文火煲2小时，调味供用。

功效：温肾健脾。

胡椒：性味，归经：辛，热，入胃，大肠经

【功用】温中散寒，醒脾开胃，《本草原始》主治：下食温中，去痰，除脏腑中风冷，去胃口虚冷气，宿食不消，霍乱气逆，心腹疼痛，冷气上冲。

199. 雪梨莲子排骨汤

用料：雪梨一个、莲子15克、淮山15克、红枣5粒、陈皮3克、排骨一条，煲汤。

制作：（1）猪排骨洗净，切件；雪梨（切块）、莲子、淮山、

红枣（去核）、陈皮洗净。

  （2）把全部用料放入锅内，加水适量，武火煮沸后，文火煲 2 小时，调味供用。

功效：养阴润肺、夏秋季适宜。

雪梨：性味，归经：凉、甘、酸，归肺，胃经
【功用】生津，润燥，清热，化痰，解酒。

200. 柴鱼花生汤

用料：柴鱼干 30~100 克、花生 30 克、鸡脚适量、猪骨适量，煲汤。

制作：（1）鸡脚和猪骨洗净，切件；柴鱼干、花生洗净。

  （2）把全部用料放入锅内，加水适量，武火煮沸后，文火煲 1~2 小时，调味供用。

功效：补益气血、暖身健胃。

花生：性味，归经：甘、平，归肺，脾经
【功用】润肺和胃，补脾。

201. 三枣雪耳汤

用料：红枣 10 粒、黑枣 5 粒、蜜枣 3 粒、雪耳 30 克、骨头适量，煲汤。

制作:（1）猪骨洗净，切件；雪耳（温水泡发）、红枣、黑枣、蜜枣（去核）洗净。

（2）把全部用料放入锅内，加水适量，武火煮沸后，文火煲1小时，调味供用。

功效：润燥补血。

大枣：性味，归经：甘，平，入脾，胃经

【功用】补脾益胃，调和药性，《得配本草》：治卒心痛诀云：一个乌梅二个枣，七枚枣仁一起捣，男酒女醋送下之，不害心痛直到老。

雪耳：性味，归经：甘、平，归肺、胃、肾经

【功用】养阴清热，补脾开胃，益气清肠，安眠健胃，养阴润燥。

202. 黄芪补中益气汤

用料：黄芪15克、党参15克、白术10克、红枣15克、枸杞10克、猪骨适量，煲汤。

制作:（1）猪骨洗净，切件；黄芪、党参、白术、红枣（去核）、枸杞洗净。

（2）把全部用料放入锅内，加水适量，武火煮沸后，文火煲2小时，调味供用。

功效：补益气血，温补。

黄芪：性味，归经：甘，微温，入肺，脾经

【功用】补脾益气，固表止汗，益气开胃，利水退肿，排毒排脓生肌，适用于自汗，盗汗，血痹，浮肿，痈疽不溃，内伤劳倦，脾虚泄泻，脱肛及气血虚弱症。

203. 鱼胶西洋参排骨汤

用料：鱼胶 50~100 克（或两条）、西洋参 15 克、红枣 10 粒、猪排骨适量，煲汤。

制作：（1）猪排骨洗净，切件；鱼胶（温水泡发）、西洋参、红枣（去核）洗净。

（2）把全部用料放入锅内，加水适量，武火煮沸后，文火煲 2 小时，调味供用。

功效：补益气血、平补。

西洋参：性味，归经：甘，苦，凉，入肺，胃经

【功用】益气生津，养阴清热，《中医方药学》：用于肺阴虚咳嗽咯血，肺痿失声，常配沙参、天冬、阿胶、紫苑、贝母等同用。

204. 黑豆红枣排骨汤

用料：黑豆 30 克、红枣 7 粒、猪排骨适量，煲汤。

制作：（1）猪排骨洗净，切件；黑豆（清水泡半小时）、红枣（去核）洗净。

（2）把全部用料放入锅内，加水适量，武火煮沸后，文火煲2小时，调味供用。

功效：补益气血、平补。

黑豆：性味，归经：甘，平，归胃、肾经

【功用】清热解毒，活血化瘀，补肾养血，《本草纲目》：黑豆有清热解毒，活血化瘀，补肾养血，乌发明目，延年益寿等功效。

205.巴戟郁金猪连贴汤

用料：巴戟15克、郁金10克、枸杞5克、猪连贴一条，煲汤。

制作：（1）猪连贴洗净，切件；巴戟、郁金、枸杞洗净。

（2）把全部用料放入锅内，加水适量，武火煮沸后，文火煲2小时，调味供用。

功效：行气解郁。

郁金：性味，归经：辛，苦，寒，入肝，心，肺经

【功用】行气解郁，活血祛瘀，清心凉血止痛，利胆退黄，《本草原始》：主治：血积下气，生肌止血，破恶血，血淋尿血，金疮。

206.马蹄葛红枣瘦肉汤

用料：马蹄 50 克、干葛 30 克、红枣 25 克、瘦肉适量，煲汤。

制作：（1）猪瘦肉洗净，切件；马蹄、干葛（削皮切块）、红枣（去核）洗净。

（2）把全部用料放入锅内，加水适量，武火煮沸后，文火煲 2 小时，调味供用。

功效：养阴清热。

马蹄：性味，归经：甘、寒，归肺，胃经

【**功用**】润肺化痰，利尿，消肿解毒，化湿消食。

207.赤小豆淮山瘦肉汤

用料：赤小豆 20 克、土茯苓 25 克、淮山 20 克、猪小肚或瘦肉煲汤。

制作：（1）猪小肚或猪瘦肉洗净，切件；赤小豆、土茯苓、淮山洗净。

（2）把全部用料放入锅内，加水适量，武火煮沸后，文火煲 2 小时，调味供用。

功效：健脾化湿。

208. 砂仁炙芪排骨汤

用料：砂仁 7 克、红枣 10 粒、炙芪 15 克、猪骨适量，煲汤。

制作：（1）猪骨洗净，切件；砂仁、红枣（去核）、炙芪洗净。

（2）把全部用料放入锅内，加水适量，武火煮沸后，文火煲 1 小时，调味供用。

功效：益气健胃。

砂仁：性味，归经：辛，温，入脾，胃，肾经

【功用】行气健胃，化湿止呕，安胎。

209. 牛尾鱼白术瘦肉汤

用料：牛尾鱼 1 条、白术 15 克、元茜 10 克（后下）、生姜 4 片、瘦肉适量，煲汤。

制作：（1）猪瘦肉、牛尾鱼洗净，切件；白术、元茜、生姜洗净。

（2）把猪瘦肉、牛尾鱼、白术、生姜放入锅内，加水适量，武火煮沸后，文火煲 1 小时，下元茜后调味供用。

功效：增强蛋白。

牛尾鱼：性味，归经：甘，温，归胃，大肠经

【功用】营养价值高，补充蛋白质，暖胃，益人。

210. 西洋参虫草水鸭汤

用料：西洋参 10 克、冬虫夏草 5 克、枸杞 5 克、水鸭一只、生姜 4 片、瘦肉适量，煲汤。

制作:（1）水鸭、猪瘦肉洗净，切件；西洋参、冬虫夏草、枸杞、生姜洗净。

（2）把全部用料放入炖盅内，加水适量，炖盅加盖，隔开水文火炖 2 小时，调味供用。

功效：滋肾润肺。

冬虫夏草（冬虫夏草）：性味，归经：甘，平，入肺，肾经

【功用】滋肺补肾，平喘止咳，《本草从新》：冬虫夏草甘平补肺，益肾，补精髓，止血化痰，已劳咳，治膈症佳良。

211. 百合川贝瘦肉汤

用料:川贝 10 克、百合 20 克、生姜 3 片、瘦肉适量，煲汤。（民间用鹧鸪、鹌鹑炖汤。）

制作:（1）猪瘦肉洗净，切件；川贝、百合、生姜洗净。

（2）把全部用料放入炖盅内，加水适量，炖盅加盖，隔开水文火炖 2 小时，调味供用。

功效：化痰润肺、止咳。

百合：性味，归经：甘，微苦，微寒，入心、肺经

【功用】润肺止咳，清心安神，《得配本草》：润肺宁心，清热止嗽，利二便，除浮肿，疗虚痨，退寒热，定惊悸，止涕泪，治伤寒百令病。

贝母（浙贝母）：性味，归经：苦，寒，入肺，心经

【功用】清热化痰，清热散结，《本草纲目》：主治伤寒烦热，淋沥邪气疝气，喉痹乳难，金疮风疮，烧灰油调，傅人畜恶疮，敛疮口，与连翘同服，治项下瘤瘿疾。

212. 鳙鱼头豆腐瘦肉汤

用料：鳙鱼头 50~100 克、豆腐 50~100 克、生姜 4 片、瘦肉适量，煲汤。

制作:（1）猪瘦肉洗净，切件；鳙鱼头（洗净略煎）、豆腐（切块）、生姜洗净。

（2）把全部用料放入锅内，加水适量，武火煮沸后，文火煲 1 小时，调味供用。

功效：增强蛋白质。

鳙鱼：性味，归经：甘，温，归胃经

【功用】暖胃，益人，去头眩，益骨髓，老人痰喘宜之。

213. 绿豆海带瘦肉汤

用料：绿豆 50 克、海带 30 克、海藻 10 克、瘦肉适量、

生姜 4 片，煲汤。

制作：（1）猪瘦肉洗净，切件；绿豆、海带（温水泡 10 分钟）、海藻、生姜洗净。

（2）把全部用料放入锅内，加水适量，武火煮沸后，文火煲 1~2 小时，调味供用。

功效：清热解毒、散结。

绿豆：性味，归经：甘、凉，归心、胃经

【功用】清热解毒，利尿，消暑除燥，止渴健胃。

214. 凉粉草夏枯草瘦肉汤

用料：凉粉草 20 克、夏枯草 15 克、红枣 7 粒、生姜 4 片、瘦肉适量，煲汤。

制作：（1）猪瘦肉洗净，切件；凉粉草、夏枯草、红枣（去核）、生姜洗净。

（2）把全部用料放入锅内，加水适量，武火煮沸后，文火煲 1 小时，调味供用。

功效：清热降低血糖、去血脂。

凉粉草：性味，归经：甘、淡、寒，归胃、大肠经

【功用】消暑，清热，凉血，解毒。

夏枯草：性味，归经：甘，辛，寒，入肝，肺经

【功用】清肝明目，清热散结，《中医方药学》：本品用治痰火郁结所致的，结核（如颈部淋巴结炎），正溃未溃均

可应用，可单用或配玄参、贝母、牡蛎等同用，又治瘿瘤
（如单纯甲状腺肿），可配海藻，昆布等同用，还可用治肿瘤，
如腺瘤，淋巴肉瘤，纵膈肿瘤等，有一定的疗效。《本草原
始》：主治寒热瘰疬，鼠瘘头疮，破症，散瘿结气，脚肿湿痹，
轻身。

215. 白术山楂猪肚汤

用料：白术 15 克、砂仁 7 克、山楂 5 克、麦芽 10 克、
猪肚一个，煲汤。

制作：（1）猪肚洗净；白术、砂仁、山楂、麦芽洗净装
进猪肚内扎紧。

（2）把全部用料放入锅内，加水适量，武火煮沸
后，文火煲 2 小时，调味供用。

功效：健胃、舒气、消滞。

白术：性味，归经：甘，苦，温，入脾，胃经

【功用】补脾益气，固表止汗，健脾燥湿，《得配本草》：
佐人参、黄芪，补气止汗，佐川连，去温火，佐黄芩，安胎
清热。合车前，除肿胀，入橘皮，生津液。

山楂：性味，归经：酸，甘，微寒，入脾，胃，肝经

【功用】消食导滞，化瘀散结。山楂灰治泻痢，《本草原
始》：消食积，补脾，治小肠疝气，发小儿疮疹。

216. 人参通草瘦肉汤

用料：通草 10 克、人参 10 克、白术 10 克、瘦肉适量、生姜 4 片，煲汤。

制作：（1）猪瘦肉洗净，切件；通草、人参、白术、生姜洗净。

（2）把全部用料放入锅内，加水适量，武火煮沸后，文火煲 1~2 小时，调味供用。

功效：通心行气、预防心脏病。

人参：性味，归经：甘，生微寒，熟微温，入肝，脾经

【功用】补益元气，益阳生津，补肺益气，《得配本草》：怪症：遍身皮肉混混入波浪声，痒不可忍，搔之血出不止，谓之气奔，用人参和茯苓，青盐合三钱，细辛四五分，煎服自愈。《神农本草经》说它"主补五脏，安精神，定魂魄，止惊悸，除邪气，明目，开心，益智"。

通草：性味，归经：甘，淡，寒，入肺，胃经

【功用】清热利水，通乳，《得配本草》：泻肺气，利阴窍，下五淋，通乳汁，能使经络流行，营卫通畅。

217. 杜仲丹皮瘦肉汤

用料：杜仲 15 克、丹皮 15 克、北芪 10 克、生姜 4 片、瘦肉适量，煲汤。

制作：（1）猪瘦肉洗净，切件；杜仲、丹皮、北芪、生

姜洗净。

（2）把全部用料放入锅内，加水适量，武火煮沸后，文火煲 1~2 小时，调味供用。

功效：降血压。

杜仲：性味，归经：甘，苦，温，入肝，肾经

【功用】补肾壮骨，强筋活络，安胎，降压，常配黄芪，川断，骨碎补，补骨脂，自然铜，对跌打骨折有良效。《本草纲目》：主治：腰膝痛，补中益气，坚筋骨，强志。除阴下痒湿，小便余沥，久服，轻身耐老。

218. 百合麦冬瘦肉汤

用料：百合 30 克、红枣 10 粒、枸杞 5 克、麦冬 10 克、瘦肉适量，生姜 4 片。

制作：（1）猪瘦肉洗净，切件；百合、红枣（去核）、枸杞、麦冬、生姜洗净。

（2）把全部用料放入锅内，加水适量，武火煮沸后，文火煲 1~2 小时，调味供用。

功效：养阴润燥。

麦冬：性味，归经：甘，微苦，寒，入肺，心经

【功用】养阴清热，润肺止咳，润肠通便，养胃生津。《得配本草》：生上焦津液，清胸膈之渴烦，治呕吐止吐血，消咳嗽，止泻精，疗痿厥，去支满，散结气。

219. 附子干姜瘦肉汤

用料：干姜 10 克、熟附子 10 克、人参 10 克、白术 10 克，瘦肉适量。

制作：（1）猪瘦肉洗净，切件；干姜、熟附子（开水浸半小时倒掉水留附子）、人参、白术洗净。

（2）把全部用料放入锅内，加水适量，武火煮沸后，文火煲 2~3 小时，调味供用。

功效：补肾益气。

附子（制附子）：性味，归经：辛，热，有毒，入心，肾，脾经

【功用】回阳救逆，温肾壮阳，祛寒止痛，《神农本草经》：主风寒咳逆邪气，温中，金创破症坚积聚，血瘕，寒湿，痿，躄拘挛，脚痛，不能行走。《本草原始》：治三阴伤寒，阳痿寒疝，中寒中风，痰阙，小儿慢惊，风湿痹肿满，头风头痛，暴泻脱肛，久痢寒痞，呕逆反胃，疗耳聋。

干姜：性味，归经：辛，热，入心，肺，脾，胃，肾经

【功用】温中祛寒，回阳救逆，温肺化饮，温经止血。《神农本草经》：主胸满咳逆，温中止血，出汗，逐风，湿痹，肠澼，下利。

220. 益智仁桑螵蛸瘦肉汤

用料：益智仁 15 克、桑螵蛸 15 克、肉苁蓉 10 克、生姜3片、瘦肉适量，煲汤。

制作：（1）猪瘦肉洗净，切件；益智仁、桑螵蛸、肉苁蓉、生姜洗净。

（2）把全部用料放入锅内，加水适量，武火煮沸后，文火煲1~2小时，调味供用。

功效：补肾缩泉、治尿频。

益智仁：性味，归经：辛，温，入脾，肾经

【功用】温肾固精，缩小便，温脾止泻，《本草原始》：主治：遗精虚漏，小便余沥，益气安神。

桑螵蛸：性味，归经：甘，咸，平，入肝，肾经

【功用】补肾助阳，固精缩尿，补肝肾命门，《神农本草经》：主治癥症，阳痿，益精生子，女子血闭，腰疼，通五淋，利小便。

221. 竹青生姜瘦肉汤

用料：竹青（生竹刮皮）30克、生姜8片（约20克左右）、瘦肉适量，煲汤。

制作：（1）猪瘦肉洗净，切件；竹青（生竹刮皮）、生姜洗净。

（2）把全部用料放入锅内，加水适量，武火煮沸后，文火煲1小时，调味供用。

功效：同房后阴肿、腹痛。

竹青：性味，归经：甘、微寒，归肺、胃经

【功用】清热解毒，化痰止呕。

生姜：性味，归经：辛，甘，微温，入膀胱，肝，脾经

【功用】解表散寒，温中止呕，散寒止咳，生姜亦有解鱼蟹毒的作用，在煮食鱼蟹及其他海鲜时，加入生姜同煮，可以散寒气，解除腥味。

222. 白术附子瘦肉汤

用料：茯苓15克、白术15克、熟附子10克、生姜4片、大腹皮10克、瘦肉适量，煲汤。

制作：（1）猪瘦肉洗净，切件；茯苓、白术、熟附子（开水浸泡半小时再倒掉水留附子）、生姜、大腹皮洗净。

（2）把全部用料放入锅内，加水适量，武火煮沸后，文火煲3~4小时，调味供用。

功效：温阳利水、消肿、祛湿肿。

白术：性味，归经：甘，苦，温，入脾，胃经

【功用】补脾益气，固表止汗，健脾燥湿，《得配本草》：佐人参、黄芪，补气止汗，佐川连，去温火，佐黄芩，安胎清热。合车前，除肿胀，入橘皮，生津液。

附子（制附子）：性味，归经：辛，热，有毒，入心，肾，脾经

【功用】回阳救逆，温肾壮阳，祛寒止痛，《神农本草经》：主风寒咳逆邪气，温中，金创破症坚积聚，血瘕，寒湿，痿，

襞拘挛，脚痛，不能行走。《本草原始》：治三阴伤寒，阳痿寒疝，中寒中风，痰阙，小儿慢惊，风湿痹肿满，头风头痛，暴泻脱肛，久痢寒疟，呕逆反胃，疗耳聋。

223. 肉苁蓉锁阳瘦肉汤

用料：核桃 3 个、肉苁蓉 15 克、锁阳 15 克、瘦肉适量、生姜 4 片，煲汤。

制作：（1）猪瘦肉洗净，切件；核桃、肉苁蓉、锁阳、生姜洗净。

（2）把全部用料放入锅内，加水适量，武火煮沸后，文火煲 2 小时，调味供用。

功效：补肾润肠。

肉苁蓉：性味，归经：甘，咸，温，入肾，大肠经

【功用】补肾壮阳，润肠通便，抗衰老，《大明本草》说它能"治男子绝阳不兴，女子绝阴不产，润五脏，长肌肉，暖腰膝"。

锁阳：性味，归经：甘，温，入肝，肾经

【功用】壮阳补肾，强筋益精，润肠通便，《本草原始》：主治大补阳气，益精血，利大便，虚人大便燥结者啖之，可代苁蓉，煮粥弥佳。

224. 三甲瘦肉汤

用料：炮山甲 10 克、龟板 10 克、鳖甲 10 克、生姜 4 片、瘦肉适量，煲汤。

制作：（1）猪瘦肉洗净，切件；炮山甲、龟板、鳖甲、生姜洗净。

（2）把全部用料放入锅内，加水适量，武火煮沸后，文火煲 2 小时，调味供用。

功效：软坚散结。

炮山甲：性味，归经：咸，微寒，入肝，胃经

【功用】通经下乳，消痈疽，除疾疟，破血结，疗疮痈。《本草原始》：乳石，乳痈，乳汁不通，用炮山甲研末，酒服方寸匕，日二服，仍以油梳梳乳即通。

龟板：性味，归经：甘，咸，平，入肝，肾经

【功用】滋阴补肾，育阴潜阳，清虚热，《本草纲目》：治漏下毒血，破症瘕症，五痔阴蚀，湿痹四肢虚弱，小儿囟不全，久服，轻身不老。

鳖甲：性味，归经：咸，平，入肝，脾经

【功用】滋阴潜阳，益肾清虚热，散结消症，《本草纲目》：主治心腹症瘕，坚积寒，去痞疾息肉，阴蚀痔核恶肉。

225. 瓦弄子甲珠瘦肉汤

用料：瓦弄子 30 克、炮山甲 10 克、夏枯草 10 克、瘦

肉适量，生姜 4 片。

制作:（1）猪瘦肉洗净，切件；瓦弄子、炮山甲、夏枯草、生姜洗净。

（2）把全部用料放入锅内，加水适量，武火煮沸后，文火煲 2 小时，调味供用。

功效：软坚散结。

瓦弄子：性味，归经：甘，咸，平，入肝，脾，肺，胃经

【功用】用于胃酸过多，具有制酸止痛，活血消痰作用，用于气滞血瘀及痰积引起的症瘕痞块，常与三棱、莪术、桃仁、红花等同用。《本草原始》：连肉烧存性，研，傅小儿走马牙疳有效。

226. 钟乳石夏枯草瘦肉汤

用料：石决明 30 克、钟乳石 10 克、夏枯草 10 克、生姜 4 片，瘦肉适量。

制作:（1）猪瘦肉洗净，切件；石决明、钟乳石、夏枯草、生姜洗净。

（2）把全部用料放入锅内，加水适量，武火煮沸后，文火煲 2 小时，调味供用。

功效：软坚散结。

钟乳石：性味，归经：甘、温，归肺、脾、肾、肝经

【功用】温肺气，壮元阳，下乳汁。

夏枯草：性味，归经：甘，辛，寒，入肝，肺经

【功用】清肝明目，清热散结，《中医方药学》：本品用治痰火郁结所致的，结核（如颈部淋巴结炎），正溃未溃均可应用，可单用或配玄参、贝母、牡蛎等同用，又治瘰瘤（如单纯甲状腺肿），可配海藻，昆布等同用，还可用治肿瘤，如腺瘤，淋巴肉瘤，纵膈肿瘤等，有一定的疗效。《本草原始》：主治寒热瘰疬，鼠瘘头疮，破症，散瘿结气，脚肿湿痹，轻身。

227. 路路通二甲瘦肉汤

用料：炮山甲 10 克、路路通 15 克、鳖甲 15 克、桃仁 10 克、红花 5 克、生姜 4 片、瘦肉适量，煲汤。

制作：（1）猪瘦肉洗净，切件；炮山甲、路路通、鳖甲、桃仁、红花、生姜洗净。

（2）把全部用料放入锅内，加水适量，武火煮沸后，文火煲 2 小时，调味供用。

功效：祛瘀散结。

炮山甲：性味，归经：咸，微寒，入肝，胃经

【功用】通经下乳，消痈疽，除疾疬，破血结，疗疖痈。《本草原始》：乳石，乳痈，乳汁不通，用炮山甲研末，酒服方寸匕，日二服，仍以油梳梳乳即通。

鳖甲：性味，归经：咸，平，入肝，脾经

【功用】滋阴潜阳，益肾清虚热，散结消症，《本草纲目》主治心腹症瘕，坚积寒，去瘰疾息肉，阴蚀痔核恶肉。

228.海藻昆布瘦肉汤

用料：海藻 15 克、昆布 15 克、夏枯草 10 克、桃仁 10 克、红花 3 克、生姜 4 片、瘦肉适量，煲汤。

制作：（1）猪瘦肉洗净，切件；海藻、昆布、夏枯草、桃仁、红花、生姜洗净。

（2）把全部用料放入锅内，加水适量，武火煮沸后，文火煲 2 小时，调味供用。

功效：祛瘀、软坚散结。

昆布：性味，归经：咸，寒，入肺，胃经

【功用】消疾软坚，散结，《本草备要》：治水肿瘿瘤，阴溃膈噎。

海藻：性味，归经：咸，寒，入肝，胃经

【功用】清热消痰，软坚散结，《本草备要》：成润下而软坚，寒行水以泻热，故消瘿瘤，结核，阴溃之坚聚（腹痛曰疝，丸痛曰溃，音颓），痰饮，脚气，水肿之湿热，消宿食，治五膈。

红花：性味，归经：辛，温，入心，肝经。

【功用】活血通经，祛瘀止痛，跌打损伤，《雷公炮制药性解》：逐腹中恶血百补血虚，除产后败血而止血晕，疗跌打损伤，疮毒肿胀，老人血小板结，女子经闭不行，催生下

胎衣及死胎。

使用注意：本品有活血痛经作用，月经过多，孕妇忌用。

229. 北芪田七甲珠瘦肉汤

用料：炮山甲 10 克、田七 5 克、北芪 15 克、白术 10 克、生姜 4 片、瘦肉适量，煲汤。

制作：（1）猪瘦肉洗净，切件；炮山甲、田七（捣碎装进汤袋）、北芪、白术、生姜洗净。

（2）把全部用料放入锅内，加水适量，武火煮沸后，文火煲 2 小时，调味供用。

功效：扶正、祛瘀散结。

田七（三七）：性味，归经：甘，微苦，温，入肝胃经

【功用】止血散血，祛瘀止痛，治一切血病。《本草备要》：治吐血，血痢血崩，目赤痈肿，醋磨涂即散。

使用注意：本品能损新血，无痛无血瘀者少用。

230. 附子红花瘦肉汤

用料：桃仁 10 克、红花 3 克、鹿角霜 15 克、熟附子 10 克、生姜 4 片、瘦肉适量，煲汤。

制作：（1）猪瘦肉洗净，切件；桃仁、红花、鹿角霜、熟附子（开水浸泡半小时再倒掉水留附子）、生姜洗净。

（2）把全部用料放入锅内，加水适量，武火煮沸后，文火煲 3~4 小时，调味供用。

功效：温肾、祛瘀、散结。

附子（制附子）：性味，归经：辛，热，有毒，入心，肾，脾经

【功用】回阳救逆，温肾壮阳，祛寒止痛，《神农本草经》：主风寒咳逆邪气，温中，金创破症坚积聚，血瘕，寒湿，痿，躄拘挛，脚痛，不能行走。《本草原始》：治三阴伤寒，阳痿寒疝，中寒中风，痰厥，小儿慢惊，风湿痹肿满，头风头痛，暴泻脱肛，久痢寒疟，呕逆反胃，疗耳聋。

红花：性味，归经：辛，温，入心，肝经

【功用】活血通经，祛瘀止痛，跌打损伤，《雷公炮制药性解》：逐腹中恶血百补血虚，除产后败血而止血晕，疗跌打损伤，疮毒肿胀，老人血小板结，女子经闭不行，催生下胎衣及死胎。

使用注意：本品有活血痛经作用，月经过多，孕妇忌用。

231. 附子丹参瘦肉汤

用料：炮山甲 10 克、丹参 10 克、熟附子 10 克、白术 10 克、生姜 4 片、瘦肉适量，煲汤。

制作：（1）猪瘦肉洗净，切件；炮山甲、丹参、熟附子（水浸泡半小时再倒掉水留附子）、白术、生姜洗净。

（2）把全部用料放入锅内，加水适量，武火煮沸

后，文火煲 3~4 小时，调味供用。

功效：温肾和胃、散结祛瘀。

丹参：性味，归经：苦，微寒，入心，肝，心包经

【功用】活血通络，行血止痛，祛瘀消肿，养血安神。《本草纲目》：治心腹邪气，肠鸣幽幽如走水，寒热积聚，破症除瘕，止烦满，益气。近代研究丹参对肝脾肿大有比较突出的缩小及变软的功效。

232.浙贝白芷瘦肉汤

用料：浙贝 15 克、白芷 10 克、桃仁 10 克、生姜 4 片、瘦肉适量，煲汤。

制作:（1）猪瘦肉洗净，切件；浙贝、白芷、桃仁、生姜洗净。

（2）把全部用料放入锅内，加水适量，武火煮沸后，文火煲 2 小时，调味供用。

功效：祛核散结。

贝母（浙贝母）：性味，归经：苦，寒，入肺，心经

【功用】清热化痰，清热散结，《本草纲目》：主治伤寒烦热，淋沥邪气疝气，喉痹乳难，金疮风疮，烧灰油调，傅人畜恶疮，敛疮口，与连翘同服，治项下瘤瘿疾。

白芷：性味，归经：辛，温，入肺，胃经

【功用】祛风止痛，消肿排脓，除湿止带，《得配本草》：

其气芳香，除湿散风，退热止痛，排脓生肌，凡鼻渊目泪，头疼频热，眉棱骨痛，牙痛疮瘘，项生块垒，崩带肠风，败脓腥秽，因风湿致痰者，皆可能治，解结石，蛔虫毒。

233. 浙贝猫爪草瘦肉汤

用料：炮山甲 5 克、鹿角霜 10 克、猫爪草 10 克、浙贝 10 克、生姜 4 片、瘦肉适量，煲汤。

制作：（1）猪瘦肉洗净，切件；炮山甲、鹿角霜、猫爪草、浙贝、生姜洗净。

（2）把全部用料放入锅内，加水适量，武火煮沸后，文火煲 2 小时，调味供用。

功效：温和、祛核散结。

猫爪草：性味，归经：辛、甘、温，归肝、肺经

【功用】散结，解毒，消肿。

234. 水蛭二甲瘦肉汤

用料：炮山甲 10 克、水蛭 5 克、桃仁 10 克、红花 3 克、鳖甲 10 克、生姜 4 片、瘦肉适量，煲汤。

制作：（1）猪瘦肉洗净，切件；炮山甲、水蛭、桃仁、红花、鳖甲、生姜洗净。

（2）把全部用料放入锅内，加水适量，武火煮沸

后，文火煲 2 小时，调味供用。

功效：祛瘀散结、通心血。

水蛭： 性味，归经：咸，苦，平，入肝经

【功用】破血逐瘀，逐恶血瘀血月闭，《本草原始》：破血症积聚无子，利水道，治折伤坠蹼蓄血有功。

使用注意：本品有小毒，破血力大，妇女月经期不宜用，孕妇禁用。

235. 鹿茸水蛭瘦肉汤

用料：北芪 15 克、水蛭 5 克、白术 15 克、鹿茸 10 克、生姜 4 片、瘦肉适量，煲汤。

制作：(1) 猪瘦肉洗净，切件；北芪、水蛭、白术、鹿茸、生姜洗净。

（2）把全部用料放入锅内，加水适量，武火煮沸后，文火煲 2 小时，调味供用。

功效：补气通心、活血散瘀。

鹿茸： 性味，归经：甘，温，咸，入肾、肝经

【功用】补肾益精壮阳，《神农本草经》：治漏下恶血，寒热，惊痫，益气强志，生齿不老。

236. 三棱莪术瘦肉汤

用料：炮山甲 10 克、北芪 15 克、三棱 10 克、莪术 10 克、生姜 4 片、瘦肉适量，煲汤。

制作：（1）猪瘦肉洗净，切件；炮山甲、北芪、三棱、莪术、生姜洗净。

（2）把全部用料放入锅内，加水适量，武火煮沸后，文火煲 2 小时，调味供用。

功效：散结、祛瘀、消积。

三棱：性味，归经：苦，平，入肝，脾经

【功用】散一切血瘀气结，疮硬食滞。老块坚积，破血行气止痛，散结消积，亦通肝聚血。《本草原始》：主治老痕症癥，积聚结块，产后恶血血结，通月水，坠胎，止痛利气。

莪术：性味，归经：苦，温，辛，入肝，脾经

【功用】破气消积止痛，《本草备要》：莪术香烈，行气通窍，通三棱用，治积聚诸气良。

237. 卷柏夏枯草瘦肉汤

用料：卷柏 20 克、北芪 15 克、夏枯草 10 克、白术 10 克、生姜 4 片、瘦肉适量，煲汤。

制作：（1）猪瘦肉洗净，切件；卷柏、北芪、夏枯草、白术、生姜洗净。

（2）把全部用料放入锅内，加水适量，武火煮沸后，文火煲2小时，调味供用。

功效：散结、消肿。

卷柏：性味，归经：辛，平，入肺，大肠经

【功用】除五脏邪气，治阳中作痛，止血。《中医方药学》：用治内外多种出血证，对血小板减少性紫癜，不但可以止血，而且能增加血小板数量。

238.卷柏北芪瘦肉汤

用料：卷柏20克、桃仁10克、田七5克、北芪15克、白术15克、生姜4片、瘦肉适量，煲汤。

制作：（1）猪瘦肉洗净，切件；卷柏、桃仁、田七（捣碎）、北芪、白术、生姜洗净。

（2）把全部用料放入锅内，加水适量，武火煮沸后，文火煲2小时，调味供用。

功效：疏通血管、散结、祛瘀、降压。

239.北芪元胡瘦肉汤

用料：北芪15克、元胡5克、佛手5克、白术10克、生姜4片、瘦肉适量，煲汤。

制作：（1）猪瘦肉洗净，切件；北芪、元胡、佛手、白术、生姜洗净。

（2）把全部用料放入锅内，加水适量，武火煮沸后，文火煲2小时，调味供用。

功效：散结、祛瘀、止痛。

240.公英地丁瘦肉汤

用料：公英15克、地丁15克、银花10克、夏枯草10克、生姜4片、瘦肉适量，煲汤。

制作：（1）猪瘦肉洗净，切件；公英、地丁、银花、夏枯草、生姜洗净。

（2）把全部用料放入锅内，加水适量，武火煮沸后，文火煲2小时，调味供用。

功效：清热散结、急性乳腺炎。

紫花地丁（地丁）：性味，归经：苦，辛，寒，入心，肝经

【功用】清热解毒，消痈肿，解麻疹热毒，《本草备要》：治痈疽发背，囊肿，无名肿毒。

蒲公英：性味，归经：苦，甘，寒，入肝，胃经

【功用】清热解毒，消痈散结，《中医方药学》：本品清热解毒，故亦能消痈肿，多用治乳痈（乳腺炎），兼有通乳作用（能疏通阻塞之乳腺管），故治乳痈有良效。可单用本品内服外敷，或配银花、地丁等同用。本品配合大蓟、马齿苋、五灵脂、商陆治各种毒蛇咬伤，尤其对蝮蛇咬伤有良效。

241. 蒲公英知母瘦肉汤

用料：公英 15 克、地丁 15 克、生地 15 克、知母 15 克、生姜 4 片、瘦肉适量、煲汤。

制作：（1）猪瘦肉洗净，切件；公英、地丁、生地、知母、生姜洗净。

（2）把全部用料放入锅内，加水适量，武火煮沸后，文火煲 2 小时，调味供用。

功效：清热解毒、散热结。

知母：性味，归经：苦，寒，入肺，胃，肾经

【功用】清热除烦，滋阴润燥，《神农本草经》：主消渴，热中，除邪气，肢体浮肿，下水，补不足，益气。《本草原始》：凉心去热，治阳明火热，泻膀胱，肾经火，热阙头痛，下痢，腰痛，喉中醋臭。

242. 流竹壳浙贝瘦肉汤

用料：流竹壳 15 克、浙贝 10 克、海带 15 克、薏米 15 克、生姜 4 片、瘦肉适量，煲汤。

制作：（1）猪瘦肉洗净，切件；流竹壳、浙贝、海带、薏米、生姜洗净。

（2）把全部用料放入锅内，加水适量，武火煮沸后，文火煲 2 小时，调味供用。

功效：清热、散结。

贝母（浙贝母）：性味，归经：苦，寒，入肺，心经

【功用】清热化痰，清热散结，《本草纲目》：主治伤寒烦热，淋沥邪气疝气，喉痹乳难，金疮风痉，烧灰油调，傅人畜恶疮，敛疮口，与连翘同服，治项下瘤瘿疾。

243. 浙贝慈菇瘦肉汤

用料：浙贝 15 克、山慈菇 10 克、夏枯草 10 克、猫爪草 10 克，瘦肉适量。

制作：（1）猪瘦肉洗净，切件；浙贝、山慈菇、夏枯草、猫爪草、生姜洗净。

（2）把全部用料放入锅内，加水适量，武火煮沸后，文火煲 2 小时，调味供用。

功效：散各种疮科疬核。

244. 夏枯草甲珠瘦肉汤

用料：夏枯草 10 克、炮山甲 10 克、白术 10 克、生姜 4 片、瘦肉适量，煲汤。

制作：（1）猪瘦肉洗净，切件；夏枯草、炮山甲、白术、生姜洗净。

（2）把全部用料放入锅内，加水适量，武火煮沸后，文火煲 2 小时，调味供用。

功效：散结消积。

245. 半边莲蛇舌草瘦肉汤

用料：半边莲 10 克、蛇舌草 10 克、夏枯草 10 克、生姜 4 片、瘦肉适量，煲汤。

制作：（1）猪瘦肉洗净，切件；半边莲、蛇舌草、夏枯草、生姜洗净。

（2）把全部用料放入锅内，加水适量，武火煮沸后，文火煲 2 小时，调味供用。

功效：清热、解坚散结。

246. 半边莲浙贝瘦肉汤

用料：半边莲 10 克、重楼 5 克、浙贝 10 克、鳖甲 15 克、生姜 4 片、瘦肉适量，煲汤。

制作：（1）猪瘦肉洗净，切件；半边莲、重楼、浙贝、鳖甲、生姜洗净。

（2）把全部用料放入锅内，加水适量，武火煮沸后，文火煲 2 小时，调味供用。

功效：软坚散皮肌结核。

247. 半边莲蛇舌草瘦肉汤

用料：半边莲 10 克、蛇舌草 10 克、白术 10 克、北芪 10 克、生姜 4 片、瘦肉适量，煲汤。

制作：（1）猪瘦肉洗净，切件；半边莲、蛇舌草、白术、北芪、生姜洗净。

（2）把全部用料放入锅内，加水适量，武火煮沸后，文火煲2小时，调味供用。

功效：散结消核。

白花蛇舌草：性味，归经：甘，淡，微寒，入肺，大肠经

【功用】清热解毒，清利湿热，抗肿瘤，《中医方药学》：急性盆腔炎属炎症热症者，可配虎杖、穿心莲等同用，慢性盆腔炎虚实夹杂者，可配穿破石、两面针、五爪龙等同用。

248.四子川贝瘦肉汤

用料：枸杞10克、川贝5克、北芥子10克、葶苈子10克、苏子10克，瘦肉适量，煲汤。

制作：（1）猪瘦肉洗净，切件；枸杞、川贝、北芥子、葶苈子、苏子洗净。

（2）把全部用料放入锅内，加水适量，武火煮沸后，文火煲2小时，调味供用。

功效：化痰散结。

葶苈子（葶苈）：性味，归经：辛，苦，大寒，入肺，膀胱经

【功用】降气祛痰，泻肿行水，《本草备要》：肺中水气急者，非此不能除，破积聚症结，伏留热气，消肿除痰，止

嗽定喘。

白芥子（北芥子）：性味，归经：辛，温，入肺经

【功用】利气祛痰，散结止痛，《本草备要》：通行经络，温中开胃，发汗散寒，利气豁痰，消肿止痛，治咳嗽反胃，痹木脚气，筋骨诸病。

苏子：与叶同功，润心肺，尤能下气定喘，止咳消痰，利膈宽肠，温中开郁，肠滑气滞者少用。

249.白术甲珠瘦肉汤

用料：炮山甲 10 克、重楼 5 克、北芪 10 克、白术 10 克，瘦肉适量，煲汤。

制作：（1）猪瘦肉洗净，切件；炮山甲、重楼、北芪、白术洗净。

（2）把全部用料放入锅内，加水适量，武火煮沸后，文火煲 2 小时，调味供用。

功效：温和散结、消积。

250.五倍子川贝瘦肉汤

用料：五倍子 10 克、北芪 10 克、白术 10 克、砂仁 5 克、川贝 5 克、瘦肉适量，麝香 0.1 克（后下）。

制作：（1）猪瘦肉洗净，切件；五倍子、北芪、白术、砂仁、川贝洗净。

（2）把猪瘦肉、五倍子、北芪、白术、砂仁、川贝放入锅内，加水适量，武火煮沸后，文火煲2小时，再下麝香，调味供用。

功效：散结消瘤。

251. 熟地鹿角胶瘦肉汤

用料：熟地30克、鹿角胶15克、北芪10克、白术15克、生姜4片、瘦肉适量，煲汤。

制作：（1）猪瘦肉洗净，切件；熟地、鹿角胶、北芪、白术、生姜洗净。

（2）把全部用料放入锅内，加水适量，武火煮沸后，文火煲2小时，调味供用。

功效：温和散结。

熟地：性味，归经：甘，微温，入肝，肾，心经

【功用】补血，滋阴，为补血滋阴药，善治血虚精亏之月经不调或面色萎黄。《本草纲目》：填骨髓，长肌肉，生精血，补五脏内伤不足，通血脉，利耳目，黑须发。

252. 川芎当归瘦肉汤

用料：川芎10克、当归10克、三棱10克、莪术10克、生姜4片、瘦肉适量，煲汤。

制作:(1)猪瘦肉洗净,切件;川芎、当归、三棱、莪术、生姜洗净。

(2)把全部用料放入锅内,加水适量,武火煮沸后,文火煲2小时,调味供用。

功效:活血、祛瘀、散结。

川芎:性味,归经:辛,温,入肝,胆,心包经

【功用】活血行气,散风寒,疗头疼,破瘀翳,调经脉。《药性本草》:治一切风,一切气,一切劳损,一切血,补五劳,壮筋骨,调六脉,破痂结宿血。

当归:性味,归经:甘,辛,微温,入心,肝,脾经

【功用】补血调经,活血化瘀,润肠。《本草纲目》:咳逆上气,妇人漏下绝子。

使用注意:本品辛香走窜,腹内热气不宜用。按《施今墨对药》:当归以养血为主,川芎以行气为要,二药并用,互制其短而展其长,气血兼顾,养血调经,行气活血,散瘀止血之力增强。

253. 浙贝海藻瘦肉汤

用料:浙贝10克、海藻10克、北芪15克、白术10克、夏枯草10克、麝香0.1克(后下),瘦肉适量,煲汤。

制作:(1)猪瘦肉洗净,切件;浙贝、海藻、北芪、白术、夏枯草洗净。

(2)把猪瘦肉、浙贝、海藻、北芪、白术、夏枯

草放入锅内，加水适量，武火煮沸后，文火煲 2 小时，再下麝香，调味供用。

功效：散结消积。

海藻：性味，归经：咸，寒，入肝，胃经

【功用】清热消痰，软坚散结，《本草备要》：咸润下而软坚，寒行水以泻热，故消瘿瘤，结核，阴溃之坚聚（腹痛日疝，丸痛日溃，音颓），痰饮，脚气，水肿之湿热，消宿食，治五膈。

贝母（浙贝母）：性味，归经：苦，寒，入肺，心经

【功用】清热化痰，清热散结，《本草纲目》：主治伤寒烦热，淋沥邪气疝气，喉痹乳难，金疮风疮，烧灰油调，傅人畜恶疮，敛疮口，与连翘同服，治项下瘤瘿疾。

（二）补肝清肝类

254. 淮山莲子瘦肉汤

用料：淮山 35 克、薏米 20 克、芡实 10 克、枸杞 10 克、红枣 10 粒、莲子 10 克（去心），瘦肉适量。

制作：(1) 猪瘦肉洗净，切件；淮山、薏米、芡实、枸杞、红枣（去核）、莲子（去心）洗净。

（2）把全部用料放入锅内，加水适量，武火煮沸后，文火煲 2 小时，调味供用。

功效：养肝祛湿。

淮山：性味，归经：甘，平，入肺，脾经

【功用】补益脾胃，滋肾益肺，治健忘遗精，《得配本草》：治虚热干咳，遗精泄泻，游风眼眩，惊悸健忘，生者捣敷疮毒，能消肿块，合蓖麻子更有效。阴虚火动者，久必脾气衰败，泄泻不止，淮山同芡实，莲子以食之，则补土不妨于水，乃为善治。得菟丝子，止遗泄，配人参，补肺气，佐羊肉，补脾阴，佐熟地，固肾水，合米仁，治泄泻。

莲子：性味，归经：甘，平，入心，肾经

【功用】养心清补，健脾止泻，《本草纲目》：主心肾，厚肠胃，固精气，强筋骨，补虚损。

255. 萸肉巴戟汤

用料：山萸肉 10 克、枸杞 10 克、巴戟 15 克、生姜 4 片、瘦肉适量，煲汤。

制作：（1）猪瘦肉洗净，切件；山萸肉、枸杞、巴戟、生姜洗净。

（2）把全部用料放入锅内，加水适量，武火煮沸后，文火煲 2 小时，调味供用。

功效：补肾养肝。

山萸肉（山茱萸）：性味，归经：酸，涩，微温，入肝，肾经

【功用】固肾涩精，敛汗固脱，《神农本草经》说它"主心下邪气，寒热，温中，逐寒湿痹，去浊，久服轻身"。

巴戟：性味，归经：甘，辛，温，入肾经

【功用】补肾壮阳益精，强筋骨，《本草纲目》：主治大风邪气，阳痿不起，强筋骨，安五脏，补中增志益气。

256. 淮山陈皮瘦肉汤

用料：淮山 30 克、枸杞 15 克、红枣 10 粒、麦芽 10 克、陈皮 5 克、瘦肉适量，煲汤。

制作：（1）猪瘦肉洗净，切件；淮山、枸杞、红枣（去核）、麦芽（装进汤袋）、陈皮洗净。

（2）把全部用料放入锅内，加水适量，武火煮沸后，文火煲 2 小时，调味供用。

功效：健脾养肝。

淮山：性味，归经：甘，平，入肺，脾经

【功用】补益脾胃，滋肾益肺，治健忘遗精，《得配本草》：治虚热干咳，遗精泄泻，游风眼眩，惊悸健忘，生者捣敷疮毒，能消肿块，合蓖麻子更有效。阴虚火动者，久必脾气衰败，泄泻不止，淮山同芡实，莲子以食之，则补土不妨于水，乃为善治。得菟丝子，止遗泄，配人参，补肺气，佐羊肉，补脾阴，佐熟地，固肾水，合米仁，治泄泻。

陈皮：性味，归经：辛，苦，温，入脾，肺经

【功用】行气健脾，燥温化痰，《本草备要》：同补药则补，

泻药则泻，升药则升，降药则降，利水破症，定通五脏，统治多病，皆取其理气燥湿之功。

257. 茵陈夏枯草瘦肉汤

用料：茵陈 15 克、夏枯草 10 克、红枣 15 克、枸杞 10 克、生姜 4 片、瘦肉适量，煲汤。

制作：（1）猪瘦肉洗净，切件；茵陈、夏枯草、红枣（去核）、枸杞、生姜洗净。

（2）把全部用料放入锅内，加水适量，武火煮沸后，文火煲 2 小时，调味供用。

功效：清热、养肝。

茵陈蒿（茵陈）：性味，归经：苦，微寒，入脾，胃，肝胆经

【功用】清热利湿，清肝退黄，治黄疸专药，《雷公炮制药性解》：主伤寒大热，黄疸便赤，治眼目，行滞气，能发汗去风湿，黄疸分阴寒阳热两种，阳疸热多，有湿有燥，同栀子，大黄治湿疸；同栀子，橘皮治燥疸，阴疸寒多，只有一症，同附子治之。

258. 北芪补血养肝汤

用料：北芪 15 克、当归 10 克、夏枯草 10 克、枸杞 10 克、

瘦肉适量，煲汤。

制作:（1）猪瘦肉洗净，切件；北芪、当归、夏枯草、枸杞洗净。

（2）把全部用料放入锅内，加水适量，武火煮沸后，文火煲 2 小时，调味供用。

功效：补血养肝。

259. 北芪雪耳瘦肉汤

用料：红枣 15 克、枸杞 10 克、圆肉 20 克、雪耳 20 克、北芪 15 克、生姜 4 片，瘦肉、鸡蛋适量，煲汤。

制作:（1）猪瘦肉洗净，切件；红枣（去核）、枸杞、圆肉、雪耳、北芪、生姜洗净。

（2）把猪瘦肉、红枣、枸杞、圆肉、雪耳、北芪、生姜放入锅内，加水适量，武火煮沸后，文火煲 1 小时，打入鸡蛋再煮 10 分钟，调味供用。

功效：养血补肝。

雪耳：性味，归经：甘、平，归肺、胃、肾经

【功用】养阴清热，补脾开胃，益气清肠，安眠健胃，养阴润燥。

260.川椒草果瘦肉汤

用料：川椒 5 克、当归 10 克、北芪 10 克、草果 2 个、香叶 3 克、瘦肉适量，煲汤。

制作：（1）猪瘦肉洗净，切件；川椒、当归、北芪、草果（捣碎）、香叶洗净。

（2）把全部用料放入锅内，加水适量，武火煮沸后，文火煲 2 小时，调味供用。

功效：麻辣补血养肝。

蜀椒（川椒，花椒）：性味，归经：辛，热，有毒，入脾，胃经

【功用】温中止痛，驱虫，《神农本草经》：主邪气咳逆，温中，逐骨节，皮肤死肌，寒湿，痹痛，下气，久服之，头不白，轻身增年。《本草原始》：通神去老，益血利五脏，下乳汁，灭瘢，生毛发。《大全良方》：治寒湿脚气，川椒二，三斤，疏布囊盛之，用于脚踏，按人用之。

草果：性味，归经：辛，温，入脾，胃经

【功用】祛寒燥湿，除湿疫解疟疾，《中医方药学》：草果辛热燥烈之性较大，善破痒疠之气，而多用于湿浊郁伏，湿疫诸症。

261. 金线莲白术瘦肉汤

用料：金线莲 10 克、白术 10 克、红枣 20 克、枸杞 10 克、瘦肉适量、煲汤。

制作：（1）猪瘦肉洗净，切件；金线莲、白术、红枣（去核）、枸杞洗净。

　　　　（2）把全部用料放入锅内，加水适量，武火煮沸后，文火煲 2 小时，调味供用。

功效：养血清肝。

金线莲：性味，归经：甘、凉，归肺、肝、肾、膀胱经
【**功用**】清热凉血，祛风利湿，平肝，固肾。抗肿瘤。

262. 鸡骨草陈皮瘦肉汤

用料：鸡骨草 30 克、红枣 7 粒、枸杞 5 克、陈皮 5 克、瘦肉适量，煲汤。

制作：（1）猪瘦肉洗净，切件；鸡骨草、红枣（去核）、枸杞、陈皮洗净。

　　　　（2）把全部用料放入锅内，加水适量，武火煮沸后，文火煲 2 小时，调味供用。

功效：清肝热、养肝。

鸡骨草：性味，归经：甘，淡，微寒，入肝，膀胱经
【**功用**】清热利湿，舒肝止痛，《中医方药学》：本药为

甘淡寒之品，故有清利之功，常用于湿热黄疸，多与田基王、车前草、酢浆草等同用，亦可用于慢性肝炎及早期肝硬化。

陈皮：性味，归经：辛，苦，温，入脾，肺经

【功用】行气健脾，燥温化痰，《本草备要》：同补药则补，泻药则泻，升药则升，降药则降，利水破症，定通五脏，统治多病，皆取其理气燥湿之功。

263. 田基黄溪黄草瘦肉汤

用料：田基黄10克、溪黄草10克、云苓15克、生姜4片、瘦肉适量，煲汤。

制作：（1）猪瘦肉洗净，切件；田基黄、溪黄草、云苓、生姜洗净。

（2）把全部用料放入锅内，加水适量，武火煮沸后，文火煲2小时，调味供用。

功效：清肝。

田基王：性味，归经：甘，淡，微寒，入肝，胃经

【功用】清热利湿，清热解毒，消肿止痛，《中医方药学》：本品味淡能渗湿，性寒能清热，故能清热利湿，亦可用于慢性肝炎，早期肝硬化。

溪黄草：性味，归经：苦，寒，入肝，肾经

【功用】清热利湿，舒肝利胆，《中医方药学》：用于急性胆囊炎而有黄疸者，可与田基王、茵陈、鸡骨草、车前草等同用。

264. 鸡骨草二苓瘦肉汤

用料：猪苓 15 克、茯苓 15 克、鸡骨草 15 克、生姜 4 片，瘦肉适量，煲汤。

制作：（1）猪瘦肉洗净，切件；猪苓、茯苓、鸡骨草、生姜洗净。

（2）把全部用料放入锅内，加水适量，武火煮沸后，文火煲 2 小时，调味供用。

功效：清肝祛湿。

鸡骨草：性味，归经：甘、淡、微寒，入肝、膀胱经

【功用】清热利湿，舒肝止痛，《中医方药学》：本药为甘淡寒之品，故有清利之功，常用于湿热黄疸，多与田基王、车前草、酢浆草等同用，亦可用于慢性肝炎及早期肝硬化。

265. 百合玉竹瘦肉汤

用料：百合 30 克、玉竹 15 克、红枣 20 克、枸杞 10 克、生姜 4 片、瘦肉适量，煲汤。

制作：（1）猪瘦肉洗净，切件；百合、玉竹、红枣（去核）、枸杞、生姜洗净。

（2）把全部用料放入锅内，加水适量，武火煮沸后，文火煲 2 小时，调味供用。

功效：养阴补肝。

百合：性味，归经：甘，微苦，微寒，入心、肺经

【功用】润肺止咳，清心安神，《得配本草》：润肺宁心，清热止嗽，利二便，除浮肿，疗虚痞，退寒热，定惊悸，止涕泪，治伤寒百病。

玉竹：性味，归经：甘，微寒，入肺，肾经

【功用】养阴润燥，生津止渴，《本草纲目》：主治中风暴热，不能动摇，跌筋活肉，诸不足，久服去面黑气，女子颜色润泽，轻身不老。

266. 核桃四子瘦肉汤

用料：菟丝子10克、桑葚子10克、枸杞10克、核桃20克、沙苑子10克（子类汤袋装）、瘦肉适量，煲汤。

制作：（1）猪瘦肉洗净，切件；菟丝子、桑葚子、枸杞、核桃、沙苑子（汤袋装）洗净。

（2）把全部用料放入锅内，加水适量，武火煮沸后，文火煲2小时，调味供用。

功效：补肾养肝。

胡桃肉（核桃肉，核桃仁）：性味，归经：甘，温，入肾，肺经

【功用】补肾壮阳，健筋强腰，益气定喘。《中医方药学》：用于肺虚久咳及肺肾不足的喘咳，常配人参同用，如人参核桃汤。

267. 仙灵脾核桃瘦肉汤

用料：仙灵脾（羊藿叶）10克、枸杞10克、核桃15克、巴戟15克、生姜4片、瘦肉适量，煲汤。

制作：（1）猪瘦肉洗净，切件；仙灵脾、枸杞、核桃、巴戟、生姜洗净。

（2）把全部用料放入锅内，加水适量，武火煮沸后，文火煲2小时，调味供用。

功效：补肾养肝、补益肝肾。

淫羊藿（羊藿叶，仙灵脾）：性味，归经：辛，甘，温，入肾经

【功用】补肾壮阳，祛风散湿，《本草纲目》：主治阳痿绝伤，茎中痛，益力气，强志。

268. 石决明枸杞瘦肉汤

用料：北芪10克、当归10克、枸杞10克、石决明30克、谷精草10克、瘦肉适量，煲汤。

制作：（1）猪瘦肉洗净，切件；北芪、当归、枸杞、石决明、谷精草洗净。

（2）把全部用料放入锅内，加水适量，武火煮沸后，文火煲2小时，调味供用。

功效：补血养肝。

石决明：性味，归经：咸，微寒，入肝经

【功用】清肝潜阳，明目祛翳，《雷公炮制药性解》：主风热声音内障，骨蒸劳热，久服益精。

枸杞子：性味，归经：甘，平，入肝，肾经

【功用】滋补肝肾，养肝明目，益精。《神农本草经》：枸杞：久服坚筋骨，轻身不老。

269. 鳖甲莲子瘦肉汤

用料：鳖甲 15 克、红枣 30 克、莲子 15 克（去心）、砂仁 5 克、生姜 4 片、瘦肉适量，煲汤。

制作：（1）猪瘦肉洗净，切件；鳖甲、红枣（去核）、莲子（去心）、砂仁、生姜洗净。

（2）把全部用料放入锅内，加水适量，武火煮沸后，文火煲 2 小时，调味供用。

功效：滋阴补肝。

鳖甲：性味，归经：咸，平，入肝，脾经

【功用】滋阴潜阳，益肾清虚热，散结消症，《本草纲目》：主治心腹症瘕，坚积寒，去痞疾息肉，阴蚀痔核恶肉。

270. 枸杞猪肝汤

用料：枸杞叶半斤、猪肝适量、枸杞 10 克、瘦肉适量、

生姜 4 片，煲汤。

功效：清肝。

制作：（1）猪瘦肉和猪肝洗净，切件；枸杞叶、枸杞、生姜洗净。

（2）把枸枸杞子、生姜放入锅内，加水适量，武火煮沸后，文火煲半小时，再放入枸杞叶、猪肝滚 10 分钟。调味供用。

271. 红枣木耳瘦肉汤

用料：木耳 30 克、红枣 30 克、枸杞 15 克、生姜 4 片、瘦肉适量，煲汤。

制作：（1）猪瘦肉洗净，切件；木耳（温水泡发）、红枣（去核）、枸杞、生姜洗净。

（2）把全部用料放入锅内，加水适量，武火煮沸后，文火煲半小时，调味供用。

功效：补血养肝。

木耳：性味，归经：甘、平，归胃、大肠经

【功用】养血，润肺，止咳，抗凝血，降压。

272. 天麻白术瘦肉汤

用料：天麻 10 克、白术 15 克、红枣 30 克、枸杞 10 克、

生姜3片、瘦肉适量，煲汤。

制作：（1）猪瘦肉洗净，切件；天麻、白术、红枣（去核）、枸杞、生姜洗净。

（2）把全部用料放入锅内，加水适量，武火煮沸后，文火煲1~2小时，调味供用。

功效：祛风、补血、养肝。

天麻：性味，归经：辛，微温，入肝经

【功用】平肝祛风，熄风止痛，《本草原始》：主治诸风湿痹，四肢拘挛，小儿风痫，利腰膝，强筋力。

273.当归红枣羊肉汤

用料：当归20克、红枣15克、枸杞15克、生姜4片、羊肉适量，煲汤。

制作：（1）羊肉洗净，切件；当归、红枣（去核）、枸杞、生姜洗净。

（2）把全部用料放入锅内，加水适量，武火煮沸后，文火煲1~2小时，调味供用。

功效：补血养肝。

当归：性味，归经：甘，辛，微温，入心，肝，脾经

【功用】补血调经，活血化瘀，润肠。《本草纲目》：咳逆上气，妇人漏下绝子。

使用注意：本品辛香走窜，腹内热气不宜用。按《施今

墨对药》：当归以养血为主，川芎以行气为要，二药并用，互制其短而展其长，气血兼顾，养血调经，行气活血，散瘀止血之力增强。

274. 黄精熟地瘦肉汤

用料：黄精 20 克、熟地 20 克、红枣 25 克、生姜 4 片、瘦肉适量，煲汤。

制作：（1）猪瘦肉洗净，切件；黄精、熟地、红枣（去核）、生姜洗净。

（2）把全部用料放入锅内，加水适量，武火煮沸后，文火煲 1~2 小时，调味供用。

功效：补血、养肝、润燥。

黄精：性味，归经：甘，平，入脾，肺经

【功用】补脾益精，润肺，用于病后虚损，精血不足，阴虚劳咳，消滞等症。常配山药、党参、黄芪枸杞子等同用。

使用注意：本品易助湿邪，脾虚有湿，胃纳欠佳者不宜用。

熟地：性味，归经：甘，微温，入肝，肾，心经

【功用】补血，滋阴，为补血滋阴药，善治血虚精亏之月经不调或面色萎黄。《本草纲目》：填骨髓，长肌肉，生精血，补五脏内伤不足，通血脉，利耳目，黑须发。

275. 金线莲巴戟清肝补肾汤

用料：金线莲 15 克、巴戟 15 克、肉苁蓉 15 克、红枣 7 粒、枸杞子 7 克、生姜 3 片、尾龙骨适量，炖汤。

制作：（1）尾龙骨洗净，切件；金线莲、巴戟、肉苁蓉、红枣（去核）、枸杞子、生姜洗净。

（2）把全部用料放入炖盅内，加水适量，炖盅加盖，隔开水文火炖 2 小时，调味供用。

功效：清肝补肾。适合肾虚肝火盛者。

276. 金线莲枸杞子补肝汤

用料：金线莲 10 克、枸杞子 10 克、西洋参 5 克、白术 10 克、红枣 7 粒、生姜 4 片、瘦肉适量，炖汤。

制作：（1）瘦肉洗净，切件；金线莲、枸杞子、西洋参、白术、红枣（去核）、生姜洗净。

（2）把全部用料放入炖盅内，加水适量，炖盅加盖，隔开水文火炖 2 小时，调味供用。

功效：清肝补血，提气。适合口干舌燥，心肝火盛难以睡眠者。

金线莲：性味，归经：甘、凉，归肺、肝、肾、膀胱经
【功用】清热凉血，祛风利湿，平肝，固肾。抗肿瘤。

277. 春天二莲护肝汤

用料: 半边莲 10 克、金线莲 10 克、圆肉 10 克、红枣 7 粒、枸杞子 7 克、瘦肉适量, 煲汤。

制作:(1)猪瘦肉洗净, 切件; 半边莲、金线莲、圆肉、红枣(去核)、枸杞子洗净。

(2)把全部用料放入锅内, 加水适量, 武火煮沸后, 文火煲 2 小时, 调味供用。

功效: 清肝解毒。适合肝风木旺盛, 肝火较重者。特别是春天肝风内动者。

278. 莲草养肝祛湿汤

用料: 溪黄草 10 克、金线莲 10 克、茯苓 10 克、猪苓 10 克、生姜 4 片, 瘦肉适量, 炖汤。

制作:(1)瘦肉洗净, 切件; 溪黄草、金线莲、茯苓、猪苓、生姜洗净。

(2)把全部用料放入炖盅内, 加水适量, 炖盅加盖, 隔开水文火炖 2 小时, 调味供用。

功效: 养肝祛湿。适合舌两边红、口干, 苔黄肝火旺盛者。

溪黄草: 性味, 归经: 苦, 寒, 入肝, 肾经

【功用】清热利湿, 舒肝利胆,《中医方药学》: 用于急性胆囊炎而有黄疸者, 可与田基王、茵陈、鸡骨草、车前草等同用。

279. 鸡骨草茵陈清肝汤

用料：鸡骨草15克、茵陈15克、茯苓15克、红枣7粒、枸杞子7克，尾龙骨适量，炖汤。

制作：（1）尾龙骨洗净，切件；鸡骨草、茵陈、茯苓、红枣（去核）、枸杞子洗净。

（2）把全部用料放入炖盅内，加水适量，炖盅加盖，隔开水文火炖2小时，调味供用。

功效：清肝护肝。适合脾虚肝功能指数超标者。

茵陈蒿（茵陈）： 性味，归经：苦，微寒，入脾，胃，肝胆经

【功用】清热利湿，清肝退黄，治黄疸专药，《雷公炮制药性解》：主伤寒大热，黄疸便赤，治眼目，行滞气，能发汗去风湿，黄疸分阴寒阳热两种，阳疸热多，有湿有燥，同栀子，大黄治湿疸；同栀子，橘皮治燥疸，阴疸寒多，只有一症，同附子治之。

鸡骨草： 性味，归经：甘，淡，微寒，入肝，膀胱经

【功用】清热利湿，舒肝止痛，《中医方药学》：本药为甘淡寒之品，故有清利之功，常用于湿热黄疸，多与田基王、车前草、酢浆草等同用，亦可用于慢性肝炎及早期肝硬化。

280. 巴戟夏枯草补肾清肝汤

用料：巴戟 15 克、夏枯草 10 克、薏米 10 克、枸杞子 7 克、生姜 3 片，尾龙骨适量，炖汤。

制作：(1) 尾龙骨洗净，切件；巴戟、夏枯草、薏米、枸杞子、生姜洗净。

(2) 把全部用料放入炖盅内，加水适量，炖盅加盖，隔开水文火炖 1~2 小时，调味供用。

功效：清肝补肾。适合肾虚肝旺，口干舌燥者。

夏枯草：性味，归经：甘，辛，寒，入肝，肺经

【功用】清肝明目，清热散结，《中医方药学》：本品用治痰火郁结所致的，结核（如颈部淋巴结炎），正溃未溃均可应用，可单用或配玄参、贝母、牡蛎等同用，又治瘰瘤（如单纯甲状腺肿），可配海藻、昆布等同用，还可用治肿瘤，如腺瘤，淋巴肉瘤，纵膈肿瘤等，有一定的疗效。《本草原始》：主治寒热瘰疬，鼠瘘头疮，破症，散瘿结气，脚肿湿痹，轻身。

（三）补心类

281. 三仁猪心汤

用料：枣仁 15 克、柏仁 10 克、李仁 10 克、金箔 1 张、

猪心一个，煲汤。

制作：（1）猪心洗净，切件；枣仁、柏仁、李仁洗净。

（2）把猪心、枣仁、柏仁、李仁、金箔放入锅内，加水适量，武火煮沸后，文火煲 2 小时，调味供用。

功效：养心安神。

酸枣仁：性味，归经：甘，酸，平，入肝，心，脾经

【功用】养心安神，益阴敛汗，《本草备要》：治烦心不得眠，脐上下痛，血转久泄，虚汗烦渴，补中舒肝气，坚筋骨，助阴气，能令人眼健。

柏子仁：性味，归经：甘，平，入心，肝，肾经

【功用】养心安神，润肠通便，《神农本草经》：主惊悸，安五脏，益气，除湿痹。

282. 莲子二仁猪心汤

用料：枣仁 10 克、柏仁 10 克、莲子 15 克（去心）、猪心一个，煲汤。

制作：（1）猪心洗净，切件；枣仁、柏仁、莲子（去心）洗净。

（2）把全部用料放入锅内，加水适量，武火煮沸后，文火煲 2 小时，调味供用。

功效：补益心血、安神。

283. 参术枣仁猪心汤

用料：熟党 15 克、白术 10 克、圆肉 15 克、枸杞 10 克、枣仁 10 克、猪心一个，煲汤。

制作：（1）猪心洗净，切件；熟党、白术、圆肉、枸杞、枣仁洗净。

（2）把全部用料放入锅内，加水适量，武火煮沸后，文火煲 2 小时，调味供用。

功效：补益气血、养心。

284. 枣仁灯芯草瘦肉汤

用料：枣仁 10 克、灯芯草 10 扎、红枣 7 粒、生姜 4 片、瘦肉适量，煲汤。

制作：（1）猪瘦肉洗净，切件；枣仁、灯芯草、红枣（去核）、生姜洗净。

（2）把全部用料放入锅内，加水适量，武火煮沸后，文火煲 1~2 小时，调味供用。

功效：养心补血，安眠。

灯芯草：性味，归经：甘，淡，微寒，入心，脾，小肠经

【功用】利水祛湿，清心泻热，《本草原始》：主治五淋，泻肿，治阴窍不利，行水，除水肿癃闭，治急喉痹，烧灰吹之甚捷，降心火，止血，通气散肿，止渴。

验方：治小儿夜啼，用灯芯草烧灰涂乳上喂吃。

285. 菖蒲灯芯草瘦肉汤

用料：菖蒲 10 克、红枣 7 粒、灯芯草 5 扎、生姜 4 片、瘦肉适量，煲汤。

制作：（1）猪瘦肉洗净，切件；菖蒲、红枣（去核）、灯芯草、生姜洗净。

（2）把全部用料放入锅内，加水适量，武火煮沸后，文火煲 2 小时，调味供用。

功效：养心安眠。

石菖蒲：性味，归经：辛，温，入心，肝，胃经

【功用】宣窍除疾，辟浊和中，《本草备要》：去湿逐风，除痰消积，开窍宽中。

286. 夜交藤石斛瘦肉汤

用料：卷柏 15 克、石斛 15 克、麦冬 10 克、夜交藤 15 克、生姜 4 片、瘦肉适量，煲汤。

制作：（1）猪瘦肉洗净，切件；卷柏、石斛、麦冬、夜交藤、生姜洗净。

（2）把全部用料放入锅内，加水适量，武火煮沸后，文火煲 2 小时，调味供用。

功效：养心助眠。

石斛：性味，归经：甘，微寒，入胃，肺经

【功用】养阴润燥，清热生津，清虚热，《神农本草经》：主伤中，除痹，下气，补五脏虚劳，羸瘦，强阴，久服厚肠胃，轻身延年。

287.黑豆枣仁瘦肉汤

用料：黑豆 30 克、灯芯草 5 扎、枣仁 10 克、瘦肉适量，煲汤。

制作：（1）猪瘦肉洗净，切件；黑豆、灯芯草、枣仁洗净。

（2）把全部用料放入锅内，加水适量，武火煮沸后，文火煲 1~2 小时，调味供用。

功效：补心安眠。

黑豆：性味，归经：甘，平，归胃、肾经

【功用】清热解毒，活血化瘀，补肾养血，《本草纲目》：黑豆有清热解毒，活血化瘀，补肾养血，乌发明目，延年益寿等功效。

288.浮小麦柏仁瘦肉汤

用料：北芪 15 克、小麦 15 克、黑枣 15 克、柏仁 10 克、

生姜 4 片、瘦肉适量，煲汤。

制作：（1）猪瘦肉洗净，切件；北芪、小麦、黑枣、柏仁、生姜洗净。

（2）把全部用料放入锅内，加水适量，武火煮沸后，文火煲 2 小时，调味供用。

功效：保心安神。

浮小麦：性味，归经：甘，凉，入心经

【功用】养心安神，清虚热止虚汗，《本草纲目》：浮小麦有益气除热，止自汗，盗汗，骨蒸虚热作用。

柏子仁：性味，归经：甘，平，入心，肝，肾经

【功用】养心安神，润肠通便，《神农本草经》：主惊悸，安五脏，益气，除湿痹。

289. 石决明枸杞子瘦肉汤

用料：枸杞子 10 克、石决明 20 克、红枣 15 克、黑枣 5 粒、生姜 4 片、瘦肉适量，煲汤。

制作：（1）猪瘦肉洗净，切件；枸杞子、石决明、红枣（去核）、黑枣、生姜洗净。

（2）把全部用料放入锅内，加水适量，武火煮沸后，文火煲 2 小时，调味供用。

功效：潜阳安神。

石决明：性味，归经：咸，微寒，入肝经

【功用】清肝潜阳，明目祛翳，《雷公炮制药性解》：主风热声音内障，骨蒸劳热，久服益精。

290. 柏仁枣仁花胶汤

用料：花胶 2 条、红枣 7 粒、柏仁 10 克、枣仁 10 克、生姜 4 片、瘦肉适量，煲汤。

制作：（1）猪瘦肉洗净，切件；花胶（温水泡发）、红枣（去核）、柏仁、枣仁、生姜洗净。

（2）把全部用料放入锅内，加水适量，武火煮沸后，文火煲 2 小时，调味供用。

功效：补血养心。

（四）补脾类

291. 白术益智仁瘦肉汤

用料：白术 15 克、茯苓 15 克、益智仁 10 克、红枣 15 克、瘦肉适量，煲汤。

制作：（1）猪瘦肉洗净，切件；白术、茯苓、益智仁、红枣（去核）洗净。

（2）把全部用料放入锅内，加水适量，武火煮沸后，文火煲 2 小时，调味供用。

功效：健脾祛湿。

益智仁：性味，归经：辛，温，入脾，肾经

【功用】温肾固精，缩小便，温脾止泻，《本草原始》：主治遗精虚漏，小便余沥，益气安神。

白术：性味，归经：甘，苦，温，入脾，胃经

【功用】补脾益气，固表止汗，健脾燥湿，《得配本草》：佐人参、黄芪，补气止汗，佐川连，去温火，佐黄芩，安胎清热。合车前，除肿胀，入橘皮，生津液。

292. 人参益智仁瘦肉汤

用料：人参 10 克、益智仁 10 克、白术 10 克、砂仁 5 克、瘦肉适量，煲汤。

制作：（1）猪瘦肉洗净，切件；人参、益智仁、白术、砂仁洗净。

（2）把全部用料放入锅内，加水适量，武火煮沸后，文火煲 2 小时，调味供用。

功效：补脾益气。

人参：性味，归经：甘，生微寒，熟微温，入肝，脾经

【功用】补益元气，益阳生津，补肺益气，《得配本草》：怪症：遍身皮肉混混入波浪声，痒不可忍，搔之血出不止，谓之气奔，用人参和茯苓，青盐合三钱，细辛四五分，煎服自愈。《神农本草经》说它"主补五脏，安精神，定魂魄，

止惊悸，除邪气，明目，开心，益智"。

293. 参附巴戟瘦肉汤

用料：人参 10 克、熟附子 10 克、白术 10 克、巴戟 10 克、红枣 7 粒，枸杞子 7 克、瘦肉适量，煲汤。

制作：（1）猪瘦肉洗净，切件；人参、熟附子（开水浸泡半小时再倒掉水留附子）、白术、巴戟、红枣、枸杞子洗净。

（2）把全部用料放入锅内，加水适量，武火煮沸后，文火煲 3~4 小时，调味供用。

功效：补肾益气、健脾。

附子（制附子）： 性味，归经：辛，热，有毒，入心，肾，脾经

【功用】回阳救逆，温肾壮阳，祛寒止痛，《神农本草经》：主风寒咳逆邪气，温中，金创破症坚积聚，血瘕，寒湿，踒，躄拘挛，脚痛，不能行走。《本草原始》：治三阴伤寒，阳痿寒疝，中寒中风，痰厥，小儿慢惊，风湿痹肿满，头风头痛，暴泻脱肛，久痢寒疟，呕逆反胃，疗耳聋。

巴戟： 性味，归经：甘，辛，温，入肾经

【功用】补肾壮阳益精，强筋骨，《本草纲目》：主治大风邪气，阳痿不起，强筋骨，安五脏，补中增志益气。

294. 参附肉桂瘦肉汤

用料：人参 10 克、白术 10 克、熟附子 10 克、肉桂 5 克、瘦肉适量，煲汤。

制作：（1）猪瘦肉洗净，切件；人参、白术、熟附子（开水浸泡半小时取出附子）、肉桂洗净。

（2）把全部用料放入锅内，加水适量，武火煮沸后，文火煲 3~4 小时，调味供用。

功效：补中益气、健脾。

肉桂：性味，归经：辛，甘，大热，入肝，肾，脾经

【功用】温肾壮阳，引火归源，温中祛寒，温经止痛，《本草原始》：利肝肺气，心腹寒热冷痰，霍乱转筋，头痛腰痛出汗，止烦止唾，咳嗽鼻塞，坠胎，温中，坚筋骨，通血脉，理疏不足，宣导百药，无所晨，久服神仙不老。

295. 木棉花祛湿汤

用料：木棉花 10 克、白术 10 克、茯苓 10 克、猪苓 10 克、生姜 4 片、瘦肉适量，煲汤。

制作：（1）猪瘦肉洗净，切件；木棉花、白术、茯苓、猪苓、生姜洗净。

（2）把全部用料放入锅内，加水适量，武火煮沸后，文火煲 2 小时，调味供用。

功效：健脾祛湿。

木棉花：性味，归经：甘、淡、凉，归大肠经

【功用】清热，利湿，解毒，止血。

296. 覆盆子芡实瘦肉汤

用料：覆盆子 10 克、桑螵蛸 10 克、益智仁 10 克、芡实 10 克、瘦肉适量，煲汤。

制作:（1）猪瘦肉洗净，切件；覆盆子、桑螵蛸、益智仁、芡实洗净。

（2）把全部用料放入锅内，加水适量，武火煮沸后，文火煲 1~2 小时，调味供用。

功效：健脾补肾，缩小便。

覆盆子：性味，归经：甘，微酸，温，入肝，肾经

【功用】涩精缩小便，健脾止泻。《本草备要》：益肾脏而固精，补肝虚而明目，起阳痿，缩小便，泽肌肤，乌鬓发，女子多孕。

芡实：性味，归经：甘，涩，平，入脾，肾经

【功用】健脾止泻，固肾涩精，《神农本草经》主湿痹，腰脊膝痛，补中除暴疾，益精气，强志令耳目聪明。

297. 芡实莲子瘦肉汤

用料：莲子 15 克、芡实 15 克、红枣 15 克、瘦肉适量、

煲汤。

制作：（1）猪瘦肉洗净，切件；莲子、芡实、红枣（去核）洗净。

（2）把全部用料放入锅内，加水适量，武火煮沸后，文火煲 1~2 小时，调味供用。

功效：补脾涩肠。

莲子：性味，归经：甘，平，入心，肾经

【功用】养心清补，健脾止泻，《本草纲目》：主心肾，厚肠胃，固精气，强筋骨，补虚损。

298. 金樱子瘦肉汤

用料：海参 15 克、白术 15 克、茯苓 15 克、金樱子 10 克、瘦肉适量，煲汤。

制作：（1）猪瘦肉洗净，切件；海参（温水泡发）、白术、茯苓、金樱子洗净。

（2）把全部用料放入锅内，加水适量，武火煮沸后，文火煲 2 小时，调味供用。

功效：补脾益肠、止久泻。

金樱子：性味，归经：酸，平，入肾，膀胱，肝经

【功用】固肾涩肠，固精止泻，《本草原始》：主治脾泄下痢，止小便，利湿，涩精气。

299. 补骨脂白术瘦肉汤

用料：补骨脂 10 克、肉豆蔻 10 克、白术 10 克、瘦肉适量，煲汤。

制作：（1）猪瘦肉洗净，切件；补骨脂、肉豆蔻、白术洗净。

（2）把全部用料放入锅内，加水适量，武火煮沸后，文火煲 2 小时，调味供用。

功效：补脾止泻。

补骨脂：性味，归经：辛，苦，温，入肾经

【功用】补肾壮阳，治寒止泻，《本草备要》：治五劳七伤，五脏之劳，七情致伤，腰膝冷痛，肾冷精流，肾虚泄泻，肾虚则命门火衰，不能熏蒸脾胃，脾胃虚寒，迟于运化，致饮食减少，腹胀肠鸣，呕涎泄泻，如鼎釜之下无火，物终不熟，故补命门相火，即所以补脾。

300. 石榴皮柿蒂瘦肉汤

用料：石榴皮 10 克、柿蒂 10 克、五倍子 10 克、茯苓 10 克、瘦肉适量，煲汤。

制作：（1）猪瘦肉洗净，切件；石榴皮、柿蒂、五倍子、茯苓洗净。

（2）把全部用料放入锅内，加水适量，武火煮沸后，文火煲 1~2 小时，调味供用。

功效：补脾涩肠、止泻。

石榴皮：性味，归经：酸，涩，温，入肝，胃，大肠经

【**功用**】收敛止泻，杀虫，止血宜炒炭用，《得配本草》：疗崩中带下，止肠风下血，祛筋骨风痛，除目流冷泪，洗脚疮湿烂。

柿蒂：性味，归经：苦，涩，微温，入胃经

【**功用**】降气止呃，《中医方药学》：本品为治呃逆要药。

（五）补肾类

301. 参茸瘦肉汤

用料：人参 10 克、白术 10 克、鹿茸 10 克、生姜 4 片、瘦肉适量，煲汤。

制作：（1）猪瘦肉洗净，切件；人参、白术、鹿茸、生姜洗净。

（2）把全部用料放入锅内，加水适量，武火煮沸后，文火煲 2 小时，调味供用。

功效：补肾益气。

鹿茸：性味，归经：甘，温，咸，入肾、肝经

【**功用**】补肾益精壮阳，《神农本草经》：治漏下恶血，寒热，惊痫，益气强志，生齿不老。

302. 人参巴戟排骨汤

用料：人参 10 克、白术 15 克、杜仲 10 克、巴戟 10 克、红枣 20 克、枸杞 10 克、排骨一条，煲汤。

制作：（1）猪排骨洗净，切件；人参、白术、杜仲、巴戟、红枣（去核）、枸杞洗净。

（2）把全部用料放入锅内，加水适量，武火煮沸后，文火煲 2 小时，调味供用。

功效：强腰健肾、补益气血。

303. 海马蛤蚧汤

用料：海马 2 条、蛤蚧一副（去头足）、巴戟 15 克、红枣 20 克、枸杞 7 克、瘦肉适量，煲汤。

制作：（1）猪瘦肉洗净，切件；海马、蛤蚧（去头足）、巴戟、红枣（去核）、枸杞洗净。

（2）把全部用料放入锅内，加水适量，武火煮沸后，文火煲 2 小时，调味供用。

功效：强腰健肾、补益气血、补肾壮阳。

海马：性味，归经：咸、甘、温，归肝，肾经

【功用】温肾，壮阳，散结，消肿。

蛤蚧：性味，归经：咸，平，入肺，肾经

【功用】纳气平喘，补胃益气，补虚益肺，去头足用，《中医方药学》：用于虚劳久咳，或咯血或痰中带血，可配阿胶、

山药、女贞子、冬虫夏草、地黄、紫苑、贝母等同用。如肺肾不足的虚喘，可配人参、五味子、胡桃肉等同用。

304. 鹿角熟地排骨汤

用料：鹿角 15 克、熟地 15 克、肉苁蓉 15 克、锁阳 15 克、排骨适量，煲汤。

制作：（1）猪排骨洗净，切件；鹿角、熟地、肉苁蓉、锁阳洗净。

（2）把全部用料放入锅内，加水适量，武火煮沸后，文火煲 2 小时，调味供用。

功效：补肾壮阳、润肠。

鹿角：性味，归经：甘，微温。

【功用】补益精血，用于虚寒的崩漏带下，外用收敛止血。

305. 草果巴戟瘦肉汤

用料：草果 2 个，巴戟 15 克，砂仁 5 克，白术 15 克，瘦肉适量，煲汤。

制作：（1）猪瘦肉洗净，切件；草果（捣碎）、巴戟、砂仁、白术洗净。

（2）把全部用料放入锅内，加水适量，武火煮沸

后，文火煲 2 小时，调味供用。

功效：开胃补肾。

草果：性味，归经：辛，温，入脾，胃经

【功用】祛寒燥湿，除湿疫解疟疾，《中医方药学》：草果辛热燥烈之性较大，善破痒疟之气，而多用于湿浊郁伏，湿疫诸症。

306. 香叶当归羊肉汤

用料：香叶 5 克、当归 10 克、白术 10 克、羊肉适量，煲汤。

制作：（1）羊肉洗净，切件；香叶、当归、白术洗净。

（2）把全部用料放入锅内，加水适量，武火煮沸后，文火煲 1~2 小时，调味供用。

功效：开胃祛湿补肾。

香叶：性味，归经：辛、温，归肺，肝经

【功用】健胃，理气止痛。

当归：性味，归经：甘，辛，微温，入心，肝，脾经

【功用】补血调经，活血化瘀，润肠。《本草纲目》：咳逆上气，妇人漏下绝子。

使用注意：本品辛香走窜，腹内热气不宜用。按《施今墨对药》：当归以养血为主，川芎以行气为要，二药并用，互制其短而展其长，气血兼顾，养血调经，行气活血，散瘀止血之力增强。

307. 附子北芪猪骨汤

用料：熟附子 10 克、黑豆 10 克、北芪 10 克、白术 10 克、猪骨适量，煲汤。

制作：（1）猪骨洗净，切件；熟附子（清开水浸泡半小时再倒掉水留附子）、黑豆、北芪、白术洗净。

（2）把全部用料放入锅内，加水适量，武火煮沸后，文火煲 3~4 小时，调味供用。

功效：补肾壮阳。

附子（制附子）：性味，归经：辛，热，有毒，入心，肾，脾经

【功用】回阳救逆，温肾壮阳，祛寒止痛，《神农本草经》：主风寒咳逆邪气，温中，金创破症坚积聚，血瘕，寒湿，痿，躄拘挛，脚痛，不能行走。《本草原始》治三阴伤寒，阳痿寒疝，中寒中风，痰厥，小儿慢惊，风湿痹肿满，头风头痛，暴泻脱肛，久痢寒疟，呕逆反胃，疗耳聋。

308. 续断杜仲猪骨汤

用料：川断 10 克、杜仲 10 克、骨碎补 10 克、核桃 15 克、猪骨适量，煲汤。

制作：（1）猪骨洗净，切件；川断、杜仲、骨碎补、核桃洗净。

（2）把全部用料放入锅内，加水适量，武火煮沸

后，文火煲 2 小时，调味供用。

功效：补肾壮阳。

杜仲：性味，归经：甘，苦，温，入肝，肾经

【功用】补肾壮骨，强筋活络，安胎，降压，常配黄芪、川断、骨碎补、补骨脂、自然铜，对跌打骨折有良效。《本草纲目》：主治腰膝痛，补中益气，坚筋骨，强志。除阴下痒湿，小便余沥，久服，轻身耐老。

续断（川断）：性味，归经：苦，微辛，温，入肝，肾经

【功用】补肝肾，强壮筋骨，安胎，疗崩漏，《本草纲目》：主治伤寒，补不足，治疮痈疗折跌，续筋骨，妇人乳难，久服益气力。

309. 菟丝子杜仲猪骨汤

用料：菟丝子 15 克、羊藿叶 10 克、杜仲 10 克、猪骨适量，煲汤。

制作：（1）猪骨洗净，切件；菟丝子、羊藿叶、杜仲洗净。

（2）把全部用料放入锅内，加水适量，武火煮沸后，文火煲 2 小时，调味供用。

功效：补肾壮阳、健胃。

菟丝子：性味，归经：甘，微辛，微温，入肝，肾经

【功用】补肝肾，益精气。《本草原始》：治男女虚冷，添精益髓，去腰疼膝冷，消湿热中，久服去面黑干，悦颜色。

310.牛大力千斤拔猪骨汤

用料：牛大力50克、千斤拔15克、巴戟10克、猪骨适量，煲汤。

制作：（1）猪骨洗净，切件；牛大力、千斤拔、巴戟洗净。

（2）把全部用料放入锅内，加水适量，武火煮沸后，文火煲2小时，调味供用。

功效：壮筋活络、补肾。

牛大力：性味，归经：甘，平，入肺，脾经
【功用】补脾润肺，舒筋活络。
千斤拔：性味，归经：甘，淡，平，入肝，脾经
【功用】补脾益气，补肝胃，强筋骨，舒筋活络。

（六）清补肺类

311.沙参枸杞子瘦肉汤

用料：沙参15克、枸杞10克、麦冬10克、生姜4片、瘦肉适量，煲汤。

制作：（1）猪瘦肉洗净，切件；沙参、枸杞、麦冬、生姜洗净。

（2）把全部用料放入锅内，加水适量，武火煮沸后，文火煲1~2小时，调味供用。

功效：养阴润肺。

沙参：性味，归经：甘，微寒，入肺，胃经

【功用】润肺止咳，养胃生津，《本草备要》：味淡体轻，专补肺气，清肺养肝，兼益脾胃。

312. 玉竹公鸡汤

用料：玉竹 30 克、枸杞 10 克、红枣 30 克、公鸡一只，煲汤。

制作：（1）公鸡洗净，切件；玉竹、枸杞、红枣（去核）洗净。

（2）把全部用料放入锅内，加水适量，武火煮沸后，文火煲 2 小时，调味供用。

功效：养阴益气、提高免疫力。

玉竹：性味，归经：甘，微寒，入肺，肾经

【功用】养阴润燥，生津止渴，《本草纲目》：主治中风暴热，不能动摇，跌筋活肉，诸不足，久服去面黑气，女子颜色润泽，轻身不老。

313. 花胶海参瘦肉汤

用料：花胶 2 条、海参 3~5 条、红枣 7 粒、枸杞 7 克、

瘦肉适量，炖汤。

制作：（1）猪瘦肉洗净，切件；花胶（温水泡发）、海参（温水泡发）、红枣（去核）、枸杞洗净。

（2）把全部用料放入炖盅内，加水适量，炖盅加盖，隔开水文火炖2小时，调味供用。

功效：补益气血、润肺。

314. 西洋参三枣汤

用料：西洋参15克、红枣7粒、黑枣5粒、蜜枣3粒、瘦肉适量，煲汤。

制作：（1）猪瘦肉洗净，切件；西洋参、红枣、黑枣、蜜枣（去核）洗净。

（2）把全部用料放入锅内，加水适量，武火煮沸后，文火煲1~2小时，调味供用。

功效：补益肺气。

大枣：性味，归经：甘，平，入脾、胃经

【功用】补脾益胃，调和药性，《得配本草》：治卒心痛诀云：一个乌梅二个枣，七枚枣仁一起捣，男酒女醋送下之，不害心痛直到老。

西洋参：性味，归经：甘，苦，凉，入肺、胃经

【功用】益气生津，养阴清热，《中医方药学》：用于肺阴虚咳嗽咯血，肺痿失音，常配沙参、天冬、阿胶、紫苑、贝母等同用。

315. 无花果杏仁止咳汤

用料：无花果 20 克、红枣 15 克、枸杞 10 克、杏仁 10 克、瘦肉适量，煲汤。

制作：（1）猪瘦肉洗净，切件；无花果、红枣（去核）、枸杞、杏仁洗净。

（2）把全部用料放入锅内，加水适量，武火煮沸后，文火煲 1~2 小时，调味供用。

功效：润肺化痰。

无花果：性味，归经：甘、凉，归肺，胃，大肠经

【功用】清热生津，健脾开胃，解毒消肿。

杏仁（北杏仁，南杏仁）：性味，归经：苦，温，有小毒，入肺，大肠经

【功用】止咳平喘，润肠通便，《得配本草》：泻肺降气，行痰散结，润燥解肌，消食积，通大便，解锡毒，杀狗毒，逐奔豚，杀蛔虫。

316. 石斛陈皮瘦肉汤

用料：石斛 15 克、陈皮 5 克、薏米 10 克、生姜 4 片、瘦肉适量，煲汤。

制作：（1）猪瘦肉洗净，切件；石斛、陈皮、薏米、生姜洗净。

（2）把全部用料放入锅内，加水适量，武火煮沸

后，文火煲 2 小时，调味供用。

功效：养胃生津、润肺。

石斛：性味，归经：甘，微寒，入胃，肺经

【功用】养阴润燥，清热生津，清虚热，《神农本草经》：主伤中，除痹，下气，补五脏虚劳，羸瘦，强阴，久服厚肠胃，轻身延年。

317. 桑葚熟地瘦肉汤

用料：桑葚 15 克、熟地 20 克、麦冬 15 克、红枣 15 克、枸杞 7 克、瘦肉适量，煲汤。

制作:(1)猪瘦肉洗净，切件;桑葚、熟地、麦冬、红枣（去核）、枸杞洗净。

（2）把全部用料放入锅内，加水适量，武火煮沸后，文火煲 2 小时，调味供用。

功效：补血润肺。

桑葚：性味，归经：甘，微凉，入肝，肾经

【功用】养血滋阴，润肠通便，生津止渴。《世补斋医书》：首乌延寿丹，即以首乌与桑葚等配伍而成，主治阴虚血少之腰酸耳鸣，头发花白。

318.布渣叶杏仁瘦肉汤

用料：杏仁 15 克、桃仁 10 克、布渣叶 10 克、杷叶 5 克、瘦肉适量，煲汤。

制作：（1）猪瘦肉洗净，切件；杏仁、桃仁、布渣叶、杷叶洗净。

（2）把全部用料放入锅内，加水适量，武火煮沸后，文火煲 2 小时，调味供用。

功效：润肺化痰。

319.紫苑冬花瘦肉汤

用料：紫苑 10 克、冬花 10 克、杏仁 15 克、细辛 3 克、白前 10 克、瘦肉适量，煲汤。

制作：（1）猪瘦肉洗净，切件；紫苑、冬花、杏仁、细辛、白前洗净。

（2）把全部用料放入锅内，加水适量，武火煮沸后，文火煲 1~2 小时，调味供用。

功效：温肺化痰。

紫苑：性味，归经：苦，微温，入肺经

【功用】止咳祛痰，《得配本草》：泄上炎之火，散化滞之气，治虚血，利小便，开喉痹，退惊痫，气痛诸症悉退。

款冬花（冬花）：性味，归经：辛，温，入肺经

【功用】下气止咳，《得配本草》：开痰止嗽，下气除烦，却喉痹，疗肺痿。

320. 杏仁三叶瘦肉汤

用料：杏仁 10 克、桑叶 5 克、杷叶 5 克、苏叶 5 克、瘦肉适量，煲汤。

制作：（1）猪瘦肉洗净，切件；杏仁、桑叶、杷叶、苏叶洗净。

（2）把全部用料放入锅内，加水适量，武火煮沸后，文火煲 1 小时，调味供用。

功效：清肺化痰。

（七）综合类

321. 桃仁枳实瘦肉汤

用料：桃仁 10 克、枳实 10 克、陈皮 10 克、生姜 4 片、大黄 10 克（后下）、瘦肉适量，煲汤。

制作：（1）猪瘦肉洗净，切件；桃仁、枳实、陈皮、生姜、大黄洗净。

（2）把猪瘦肉、桃仁、枳实、陈皮、生姜放入锅内，加水适量，武火煮沸后，文火煲 2 小时，再加入大黄煮 20 分钟，调味供用。

功效：祛瘀、通下泻湿。

桃仁： 性味，归经：苦，甘，平，入心，肝，肺经

【功用】破血去瘀，润肠通便，《本草原始》：治血结，血秘，血燥，通润大便，破蓄血，止咳逆上气，消心下坚硬，除卒暴击血，退肿，止心腹痛。

使用注意：本品破血去瘀，能坠胎，孕妇忌用。

枳实：性味，归经：苦，微寒，入脾，肾经

【功用】破气消食，下气通便。

322. 黑芝麻瘦肉汤

用料：黑芝麻 10 克、麦冬 10 克、生地 10 克、瘦肉适量，煲汤。

制作：（1）猪瘦肉洗净，切件；黑芝麻、麦冬、生地洗净。

（2）把全部用料放入锅内，加水适量，武火煮沸后，文火煲 1~2 小时，调味供用。

功效：润肠通便。

黑芝麻：性味，归经：甘，平，入肝，肾经

【功用】滋养肝肾，润肠通便。《得配本草》：补精髓，润五脏，通经络，滑肌肤，治尿血，祛头风，敷诸毒不合，并阴痒生疮。

323. 黑芝麻锁阳瘦肉汤

用料：黑芝麻 10 克、肉苁蓉 15 克、锁阳 10 克、陈皮 5 克，

瘦肉适量。

制作:(1)猪瘦肉洗净,切件;黑芝麻、肉苁蓉、锁阳、陈皮洗净。

(2)把全部用料放入锅内,加水适量,武火煮沸后,文火煲2小时,调味供用。

功效:补肾润肠,通便。

锁阳:性味,归经:甘,温,入肝,肾经

【功用】壮阳补肾,强筋益精,润肠通便,《本草原始》:主治大补阳气,益精血,利大便,虚人大便燥结者啖之,可代苁蓉,煮粥弥佳。

324.枳实麦冬润肠汤

用料:枳实10克、川朴10克、大枣7粒、麦冬10克、杏仁10克、瘦肉适量,煲汤。

制作:(1)猪瘦肉洗净,切件;枳实、川朴、大枣、麦冬、杏仁洗净。

(2)把全部用料放入锅内,加水适量,武火煮沸后,文火煲2小时,调味供用。

功效:润肠通便。

麦冬:性味,归经:甘,微苦,寒,入肺,心经

【功用】养阴清热,润肺止咳,润肠通便,养胃生津。《得配本草》:生上焦津液,清胸膈之渴烦,治呕吐止吐血,消

咳嗽，止泻精，疗痿厥，去支满，散结气。

325. 双黑首乌汤

用料：黑芝麻 10 克、黑豆 15 克、首乌 10 克、瘦肉适量，煲汤。

制作：（1）猪瘦肉洗净，切件；黑芝麻、黑豆、首乌洗净。

（2）把全部用料放入锅内，加水适量，武火煮沸后，文火煲 2 小时，调味供用。

功效：黑发、通便。

首乌：性味，归经：甘，苦，涩，微温，入肝，肾经

【功用】补肝肾，益精血，涩精止遗，生用有解疮毒，通大便作用。《雷公炮制药性解》：消瘰疬，散痈肿，疗五痔，止肠风，乌须发，美容颜，补劳瘦，助精神，长肌肉，坚筋骨，添精髓，固腰膝，除风湿，明眼目，及治妇人产后带下淤血，老年尤为要药，久服令人多子延年。

326. 野木瓜灵仙瘦肉汤

用料：野木瓜 10 克、灵仙 15 克、狗脊 15 克、瘦肉适量，煲汤。

制作：（1）猪瘦肉洗净，切件；野木瓜、灵仙、狗脊洗净。

（2）把全部用料放入锅内，加水适量，武火煮沸

后，文火煲 2 小时，调味供用。

功效：壮筋活络、止筋骨痛。

灵仙（威灵仙）： 性味，归经：辛，温，入膀胱经

【功用】祛风湿，通络止痛，治骨鲠，《本草原始》：主治诸风，宣通五脏，去腹内冷滞，心膈痰水，久积症瘕，症瘕气块，膀胱宿脓恶水，腰酸冷痛，疗折伤，久服无温疫、疟。

327. 陈皮防风瘦肉汤

用料：杜仲 10 克、防风 10 克、白术 10 克、陈皮 10 克、瘦肉适量，煲汤。

制作：（1）猪瘦肉洗净，切件；杜仲、防风、白术、陈皮洗净。

（2）把全部用料放入锅内，加水适量，武火煮沸后，文火煲 2 小时，调味供用。

功效：壮筋活络、止风湿骨痛。

防风： 性味，归经：辛，甘，微温，入膀胱，肝，脾经

【功用】解表祛风，除湿止痛，《本草备要》：搜肝泻肺，散头目滞气，经络留湿，杀附子毒。

按：据临床报道，本品有用于解食物中毒，农药中毒，常配甘草同用。

注：血虚头疼兼阴虚火旺头疼均不宜用。

陈皮： 性味，归经：辛，苦，温，入脾，肺经

【功用】行气健脾，燥湿化痰，《本草备要》：同补药则补，泻药则泻，升药则升，降药则降，利水破症，定通五脏，统治多病，皆取其理气燥湿之功。

328. 益母草泽兰瘦肉汤

用料：益母草 15 克、泽兰 10 克、白术 10 克、瘦肉适量，煲汤。

制作：（1）猪瘦肉洗净，切件；益母草、泽兰、白术洗净。

（2）把全部用料放入锅内，加水适量，武火煮沸后，文火煲 2 小时，调味供用。

功效：调经补血。

益母草：性味，归经：辛，苦，微寒，入肝，心包经。

【功用】活血调经，利水消肿，行血而新血不伤，养血而瘀血不滞。

使用注意：崩漏，瞳子微大，二者忌用。

329. 艾叶北芪瘦肉汤

用料：蕲艾（艾叶）5 克、北芪 10 克、当归 10 克、陈皮 5 克、瘦肉适量，煲汤。

制作：（1）猪瘦肉洗净，切件；蕲艾（艾叶）、北芪、当归、陈皮洗净。

（2）把全部用料放入锅内，加水适量，武火煮沸后，文火煲 1~2 小时，调味供用。

功效：养血调经。

艾叶：性味，归经：辛，苦，温，入肝、脾、肾经

【功用】理气血，避诸疫，调经安胎，散寒祛湿，《本草备要》：纯阳之性，能回垂绝之元阳，胎动腰痛下血，胶艾汤良，阿胶、艾叶煎服。

使用注意：阴虚火燥者不宜用。

330. 山楂麦芽瘦肉汤

用料：太子参 10 克、山楂 10 克、麦芽 10 克、陈皮 5 克，瘦肉适量。

制作：（1）猪瘦肉洗净，切件；太子参、山楂、麦芽（装进汤袋）、陈皮洗净。

（2）把全部用料放入锅内，加水适量，武火煮沸后，文火煲 1~2 小时，调味供用。

功效：开胃消食、老少皆宜。

山楂：性味，归经：酸，甘，微寒，入脾，胃，肝经

【功用】消食导滞，化瘀散结，山楂灰治泻痢，《本草原始》：消食积，补脾，治小肠疝气，发小儿疮疹。

麦芽：性味，归经：咸，甘，平，入脾，胃经

【功用】消食健胃，回乳，《得配本草》：除痰饮，化症结，治一切米麦果积，治妇人乳秘成痈。

331. 灵芝人参尾龙骨汤

用料：灵芝 20 克、人参 10 克、白术 10 克、猪骨适量、煲汤或炖汤。

制作：（1）猪骨洗净，切件；灵芝、人参、白术洗净。

（2）把全部用料放入锅内，加水适量，武火煮沸后，文火煲 2 小时，调味供用。

功效：补益身体、增强免疫力。

332. 灵芝巴戟尾龙骨汤

用料：灵芝 20 克、巴戟 15 克、白术 15 克、红枣 15 克、枸杞 5 克、猪骨适量，煲汤。

制作：（1）猪骨洗净，切件；灵芝、巴戟、白术、红枣（去核）、枸杞洗净。

（2）把全部用料放入锅内，加水适量，武火煮沸后，文火煲 2 小时，调味供用。

功效：增强体质。

333. 冬菇鹅脚翼汤

用料：冬菇 30 克、红枣 10 粒、枸杞 10 克、鹅脚翼各两只，煲汤。

制作：（1）鹅脚翼洗净，切件；冬菇、红枣（去核）、枸杞洗净。

（2）把全部用料放入锅内，加水适量，武火煮沸后，文火煲 2 小时，调味供用。

功效：祛湿利水。

334. 淮山红萝卜排骨汤

用料：淮山 50 克、红萝卜 50 克、猪排骨适量，煲汤。

制作:（1）猪骨洗净，切件；淮山、红萝卜洗净削皮切块。

（2）把全部用料放入锅内，加水适量，武火煮沸后，文火煲 1~2 小时，调味供用。

功效：生津健脾，增强体质。

335. 仙鹤草瘦肉汤

用料：仙鹤草 20 克、地榆 10 克、北芪 10 克、砂仁 5 克、白术 10 克、黄芩 10 克、莲托 1 个、猪骨适量，煲汤。

制作:（1）猪骨洗净，切件；仙鹤草、地榆、北芪、砂仁、白术、黄芩、莲托洗净。

（2）把全部用料放入锅内，加水适量，武火煮沸后，文火煲 2 小时，调味供用。

功效：安胎止血。

仙鹤草：性味，归经：苦涩平，入肺，肝脾经

【功用】能行能止，止血要药。常用于咯血、吐血、便血及妇产科崩漏，月经过多等疾患，还具有强心调节心律之作用。《本草纲目拾遗》引葛祖方：仙鹤草消宿食，散中满，下气，疗翻胃噎膈。

336. 杜仲寄生尾龙骨汤

用料：白术 10 克、杜仲 10 克、砂仁 3 克、桑寄生 10 克、猪骨适量，煲汤。

制作：（1）猪骨洗净，切件；白术、杜仲、砂仁、桑寄生洗净。

（2）把全部用料放入锅内，加水适量，武火煮沸后，文火煲 2 小时，调味供用。

功效：补肾安胎。

杜仲： 性味，归经：甘，苦，温，入肝，肾经

【功用】补肾壮骨，强筋活络，安胎，降压，常配黄芪、川断、骨碎补、补骨脂、自然铜，对跌打骨折有良效。《本草纲目》：主治：腰膝痛，补中益气，坚筋骨，强志。除阴下痒湿，小便余沥，久服，轻身耐老。

桑寄生： 性味，归经：甘，微苦，平，入肝，肾经

【功用】补肝肾，强筋骨，祛风湿，养血安胎，对肝肾不足，血虚风湿，腰酸背疼，关节麻木，筋骨软弱，常配杜仲、川断、牛膝、党参等同用。

337. 茶树菇金针瘦肉汤

用料：茶树菇 20 克、金针 10 克、红枣 15 克、枸杞 10 克、瘦肉适量，煲汤。

制作：(1) 猪瘦肉洗净，切件；茶树菇、金针、红枣（去核）、枸杞洗净。

（2）把全部用料放入锅内，加水适量，武火煮沸后，文火煲 2 小时，调味供用。

功效：补益身体。

338. 虫草花茶树菇瘦肉汤

用料：虫草花 15 克、茶树菇 15 克、枸杞 5 克、陈皮 7 克、瘦肉适量，煲汤。

制作：(1) 猪瘦肉洗净，切件；虫草花、茶树菇、枸杞、陈皮洗净。

（2）把全部用料放入锅内，加水适量，武火煮沸后，文火煲 2 小时，调味供用。

功效：补益身体。

339. 苹果红萝卜瘦肉汤

用料：苹果 2 个、红萝卜 50 克、瘦肉适量，煲汤。

制作：(1) 猪瘦肉洗净，切件；苹果、马铃薯洗净削皮切块。

（2）把全部用料放入锅内，加水适量，武火煮沸后，文火煲2小时，调味供用。

功效：补益身体。

340. 马铃薯苹果汤

用料：马铃薯5克、苹果2个、瘦肉适量，煲汤。

制作：（1）猪瘦肉洗净，切件；苹果、红萝卜洗净削皮切块。

（2）把全部用料放入锅内，加水适量，武火煮沸后，文火煲2小时，调味供用。

功效：补益身体。

341. 鱼翅鸡丝汤

用料：鱼翅30克、鸡丝100克、红枣5粒、枸杞7克、瘦肉适量，炖汤。

制作：（1）猪瘦肉洗净，切件；鸡胸肉撕成丝，鱼翅、红枣（去核）、枸杞洗净。

（2）把全部用料放入炖盅内，加水适量，炖盅加盖，隔开水文火炖2小时，调味供用。

功效：增强体质。

342. 白术茯苓健脾祛湿汤

用料：白术 10 克、茯苓 15 克、薏米 15 克、陈皮 5 克、生姜 3 片、瘦肉适量，煲汤。

制作：（1）猪瘦肉洗净，切件；白术、茯苓、薏米、陈皮、生姜洗净。

（2）把全部用料放入锅内，加水适量，武火煮沸后，文火煲 2 小时，调味供用。

功效：健脾祛湿。味道好饮，平和祛湿，老少皆宜（孕妇除外）。

白术：性味，归经：甘，苦，温，入脾，胃经

【功用】补脾益气，固表止汗，健脾燥湿，《得配本草》：佐人参、黄芪，补气止汗，佐川连，去湿火，佐黄芩，安胎清热。合车前，除肿胀，入橘皮，生津液。

茯苓：性味，归经：甘，淡，平，入脾，胃，心，肺，肾经

【功用】利水祛湿，健脾补中，宁心安神，《神农本草经》：主胸胁逆气，忧虑，惊邪，恐悸，心下结痛，寒热烦满，咳逆，口焦舌干，利小便，久服安魂养神，不饥延年。

343. 猪苓健脾祛湿汤

用料：茯苓 15 克、猪苓 15 克、白术 10 克、砂仁 5 克、陈皮 5 克、瘦肉适量，煲汤。

制作：（1）猪瘦肉洗净，切件；茯苓、猪苓、白术、砂仁、陈皮洗净。

（2）把全部用料放入锅内，加水适量，武火煮沸后，文火煲2小时，调味供用。

功效：健脾祛湿和胃。适合胃寒湿大者。

344. 四君子补气汤

用料：党参15克、茯苓15克、白术15克、炙甘草10克、生姜4片、瘦肉适量，炖汤。

制作：（1）猪瘦肉洗净，切件；党参、茯苓、白术、炙甘草、生姜洗净。

（2）把全部用料放入炖盅内，加水适量，炖盅加盖，隔开水文火炖2小时，调味供用。

功效：补益中气。适合气虚、中气不足者。

345. 四物补血汤加减

用料：川芎5克、当归10克、熟地20克、红枣7粒、枸杞子5克、陈皮5克、瘦肉适量，煲汤。

制作：（1）猪瘦肉洗净，切件；川芎、当归、熟地、红枣（去核）、枸杞子、陈皮洗净。

（2）把全部用料放入锅内，加水适量，武火煮沸后，文火煲2小时，调味供用。

功效：补血养血。适合血虚、偏瘦之人。

346. 胡椒益胃汤

用料：白术 30 克、砂仁 10 克、胡椒 3 克、圆肉 10 克、猪肚一个、项鸡一只，炖汤。

制作：（1）猪肚和项鸡洗净，切件；白术、砂仁、胡椒、圆肉洗净。

（2）把全部用料放入炖盅内，加水适量，炖盅加盖，隔开水文火炖 2 小时，调味供用。

功效：开胃健脾。适合腹胀、胃寒、嗳气频频之人。

胡椒：性味，归经：辛，热，入胃，大肠经

【功用】温中散寒，醒脾开胃，《本草原始》：主治下食温中，去痰，除脏腑中风冷，去胃口虚冷气，宿食不消，霍乱气逆，心腹疼痛，冷气上冲。

347. 沙牛排石汤

用料：金钱草 20 克、夏枯草 10 克、车前草 10 克、生姜 4 片、沙牛 15 克（研粉汤熟后下冲服）、瘦肉适量，煲汤。

制作：（1）猪瘦肉洗净，切件；金钱草、夏枯草、车前草、生姜洗净。

（2）把猪瘦肉，金钱草、夏枯草、车前草、生姜

放入锅内，加水适量，武火煮沸后，文火煲 2 小时，再加沙牛研粉，调味供用。

功效：排石利尿，去湿消肿。适合各种胆、肾结石或尿路等各种结石。

348. 黄精补血润肠汤

用料：黄精 15 克、熟地 15 克、枸杞子 10 克、薏米 30 克、瘦肉适量，炖汤。

制作：（1）猪瘦肉洗净，切件；黄精、熟地、枸杞子、薏米洗净。

（2）把全部用料放入炖盅内，加水适量，炖盅加盖，隔开水文火炖 2 小时，调味供用。

功效：润肠通便。适合血虚便秘、阴伤（口干）肺燥者。

黄精：性味，归经：甘、平，入脾，肺经

【功用】补脾益精，润肺，用于病后虚损，精血不足，阴虚劳咳，消滞等症。常配山药、党参、黄芪、枸杞子等同用。

使用注意：本品易助湿邪，脾虚有湿，胃纳欠佳者不宜用。

349. 天麻祛风止头晕头痛汤

用料：天麻 12 克、炙芪 15 克、党参 10 克、红枣 7 粒、

枸杞子7克、白附子10克（开水先浸半小时，去水再和其他汤料煲汤）、瘦肉适量，煲汤。

制作：（1）猪瘦肉洗净，切件；天麻、炙芪、党参、红枣（去核）、枸杞子、白附子（开水先浸半小时，去水再和其他汤料煲汤）洗净。

（2）把全部用料放入锅内，加水适量，武火煮沸后，文火煲2~3小时，调味供用。

功效：祛风止头晕头痛。适合舌淡苔白或舌苔光红无苔之头晕头痛。

天麻：性味，归经：辛，温，入肝经

【功用】平肝息风，镇痉止痛，治小儿惊痫，《珍珠囊》说它善治风虚眩晕、头痛。

使用注意：祛风作用大易劫阴，宜用姜汁制。

350. 百合大枣助眠汤

用料：炙甘草15克、浮小麦50克、大枣7粒、百合20克、瘦肉适量，炖汤。

制作：（1）猪瘦肉洗净，切件；炙甘草、浮小麦、大枣（去核）、百合洗净。

（2）把全部用料放入炖盅内，加水适量，炖盅加盖，隔开水文火炖2小时，调味供用。

功效：除烦助眠。适合失眠多梦，神经衰弱者。

百合：性味，归经：甘，微苦，微寒，入心，肺经

【功用】润肺止咳，清心安神，《得配本草》：润肺宁心，清热止嗽，利二便，除浮肿，疗虚痨，退寒热，定惊悸，止涕泪，治伤寒百合病。

大枣：性味，归经：甘，平，入脾，胃经

【功用】补脾益胃，调和药性，《得配本草》：治卒心痛诀云：一个乌梅二个枣，七枚枣仁一起捣，男酒女醋送下之，不害心痛直到老。

351. 灵仙去风湿骨痛汤

用料：灵仙 15 克、狗脊 15 克、鸡血藤 15 克、炒薏米 15 克、尾龙骨适量，煲汤。

制作：（1）尾龙骨洗净，切件；灵仙、狗脊、鸡血藤、炒薏米洗净。

（2）把全部用料放入锅内，加水适量，武火煮沸后，文火煲 2~3 小时，调味供用。

功效：去风湿骨痛。适合筋骨痹痛，手脚麻痹者。

灵仙（威灵仙）：性味，归经：辛，温，入膀胱经

【功用】祛风湿，通络止痛，治骨鲠，《本草原始》：主治诸风，宣通五脏，去腹内冷滞，心膈痰水，久积症痕，痃癖气块，膀胱宿脓恶水，腰酸冷痛，疗折伤，久服无温疫、疟。

352. 砂仁根开胃祛湿汤

用料：砂仁根 20 克、炒薏米 15 克、白术 10 克、尾龙骨适量，炖汤。

制作：(1) 尾龙骨洗净，切件；砂仁根、炒薏米、白术洗净。

（2）把全部用料放入炖盅内，加水适量，炖盅加盖，隔开水文火炖 2 小时，调味供用。

功效：消胀健胃，开胃健脾。适合脾虚腹胀，口淡舌苔偏腻白者。

砂仁根：性味，归经：辛、温，归脾、胃经
【**功用**】化湿行气，温中止呕，暖宫安胎。

353. 核桃补肾汤

用料：杜仲 10 克、巴戟 10 克、核桃 5 个、尾龙骨适量，炖汤。

制作：(1) 尾龙骨洗净，切件；杜仲、巴戟洗净，核桃去壳取核桃仁。

（2）把全部用料放入炖盅内，加水适量，炖盅加盖，隔开水文火炖 2 小时，调味供用。

功效：补肾益气，壮腰健肾。适合脾肾虚，体质弱易冷者。

胡桃肉（核桃肉，核桃仁）：性味，归经：甘、温，入肾、肺经

【功用】补肾壮阳，健筋强腰，益气定喘。《中医方药学》：用于肺虚久咳及肺肾不足的喘咳，常配人参同用，如人参核桃汤。

354.巴戟补肾提气汤

用料：西洋参 10 克、巴戟 15 克、肉苁蓉 15 克、锁阳 10 克、尾龙骨适量，炖汤。

制作：（1）尾龙骨洗净，切件；西洋参、巴戟、肉苁蓉、锁阳洗净。

（2）把全部用料放入炖盅内，加水适量，炖盅加盖，隔开水文火炖 2 小时，调味供用。

功效：补肾提气。阴阳双补，肾阴阳双虚不易入睡者。

巴戟：性味，归经：甘，辛，温，入肾经

【功用】补肾壮阳益精，强筋骨，《本草纲目》主治：大风邪气，阳痿不起，强筋骨，安五脏，补中增志益气。

355.五加皮祛湿止痛汤

用料：石楠藤 15 克、五加皮 15 克、炙芪 15 克、当归 10 克、尾龙骨适量煲汤。

制作：（1）尾龙骨洗净，切件；石楠藤、五加皮、炙芪、当归洗净。

（2）把全部用料放入锅内，加水适量，武火煮沸后，文火煲2小时，调味供用。

功效：壮筋活络，祛湿止痛。适合气血虚，风湿骨痛者。

五加皮：性味，归经：辛，苦，温，入肝，肾经

【功用】祛风湿，强筋骨，化湿消肿，《得配本草》：去风湿之在骨节，逐瘀血之在皮肤。除寒痛，止遗沥，杀阴虫，疗疝气。

356. 牛大力猪脚汤

用料：牛大力50克、五指毛桃（五爪龙）20克、红枣7粒、猪脚适量，煲汤。

制作：（1）猪脚洗净，切件；牛大力、五指毛桃（五爪龙）、红枣（去核）洗净。

（2）把全部用料放入锅内，加水适量，武火煮沸后，文火煲2小时，调味供用。

功效：壮筋活络，补益气血。适合气血虚弱，手脚酸痛者。

牛大力：性味，归经：甘，平，入肺，脾经

【功用】补脾润肺，舒筋活络。

357. 名材炖猪心汤

用料：北芪 10 克、党参 10 克、白术 10 克、红枣 7 粒、枸杞子 10 克、生姜 3 片、猪心一个，炖汤。

制作：（1）猪心洗净，切件；北芪、党参、白术、红枣（去核）、枸杞子、生姜洗净。

（2）把全部用料放入炖盅内，加水适量，炖盅加盖，隔开水文火炖 2 小时，调味供用。

功效：补气养血。适合气血虚弱者，老少皆宜。

358. 附子救心汤

用料：熟附子 10 克（先用开水浸半小时，倒掉水再和其他药材煲汤）、白术 10 克、巴戟 10 克、北芪 10 克、红枣 7 粒、枸杞子 7 克、尾龙骨适量，煲汤或炖汤 2 小时左右。

制作：（1）尾龙骨洗净，切件；熟附子（先用开水浸半小时，倒掉水再和其他药材煲汤）。白术、巴戟、北芪、红枣（去核）、枸杞子洗净。

（2）把全部用料放入锅内，加水适量，武火煮沸后，文火煲 2 小时，调味供用。

功效：温肾回阳。适合气血两虚，胸闷，头晕，宗气下陷，面白唇紫或唇淡暗者。

附子（制附子）：性味，归经：辛，热，有毒，入心，肾，脾经

【功用】回阳救逆，温肾壮阳，祛寒止痛，《神农本草经》：主风寒咳逆邪气，温中，金创破症坚积聚，血瘕，寒湿，痿，躄拘挛，脚痛，不能行走。《本草原始》：治三阴伤寒，阳痿寒疝，中寒中风，痰阙，小儿慢惊，风湿痹肿满，头风头痛，暴泻脱肛，久痢寒症，呕逆反胃，疗耳聋。

359. 巴戟薏米补肾祛湿汤

用料：巴戟15克、薏米15克、白术10克、枸杞子10克、陈皮5克、尾龙骨适量，炖汤。

制作：（1）尾龙骨洗净，切件；巴戟、薏米、白术、枸杞子、陈皮洗净。

（2）把全部用料放入炖盅内，加水适量，炖盅加盖，隔开水文火炖2小时，调味供用。

功效：补肾去湿。适合肾虚湿重，口苦腹胀者。

薏米：性味，归经：甘，淡，微寒，入脾，肾，肺经

【功用】利水祛湿，祛风渗湿，清热消脓肿，健脾止泻。《雷公炮制药性解》：利肠胃，消水肿，祛风湿，疗脚气，治肺痿，健脾胃。

360. 附子巴戟补肾汤

用料：熟附子5克、巴戟15克、尾龙骨适量，炖汤。

制作:（1）尾龙骨洗净，切件；熟附子（先用开水浸半小时，倒掉水再和其他药材炖汤）、巴戟洗净。

（2）把全部用料放入炖盅内，加水适量，炖盅加盖，隔开水文火炖 2~3 小时，调味供用。

功效：补肾。适合尿多，脚底酸软痛者。

八、药食两用汤方

361. 三叶防疫汤

用料：桑叶 7 克、苏叶 7 克、枇杷叶 7 克、贯众 10 克、瘦肉适量，煲汤。严重加公英 7 克。

制作：（1）猪瘦肉洗净，切件；桑叶、苏叶、枇杷叶、贯众洗净。

（2）把全部用料放入锅内，加水适量，武火煮沸后，文火煲 2 小时，调味供用。

功效：防疫解毒。

桑叶：性味，归经：甘，苦，微寒，入肺，肝经

【功用】疏风清热，清肝明目，《中医方药学》：本品甘凉轻清，善清肺经及解表风热，亦有用于肺热及燥邪伤肺之咳嗽。

枇杷叶：性味，归经：苦，微寒，入肺经

【功用】祛痰止咳，和胃降逆，《本草备要》：清肺和胃而降气，气下则火降痰消。

362. 猪苓陈皮瘦肉汤

用料：茯苓 20 克、猪苓 20 克、陈皮 10 克、麦芽 20 克、瘦肉适量，煲汤。

制作：（1）猪瘦肉洗净，切件；茯苓、猪苓、陈皮、麦芽（装进汤袋）洗净。

（2）把全部用料放入锅内，加水适量，武火煮沸后，文火煲 2 小时，调味供用。

功效：健胃去湿汤、老少皆宜。

陈皮：性味，归经：辛，苦，温，入脾，肺经

【功用】行气健脾，燥湿化痰，《本草备要》：同补药则补，泻药则泻，升药则升，降药则降，利水破症，定通五脏，统治多病，皆取其理气燥湿之功。

363. 巴戟川贝汤

用料：巴戟 15 克、松贝（川贝中的一种）5~7 克、陈皮 3 克、瘦肉适量，煲汤。

制作：（1）猪瘦肉洗净，切件；巴戟、松贝（川贝中的一种）、陈皮洗净。

（2）把全部用料放入锅内，加水适量，武火煮沸后，文火煲 2 小时，调味供用。

功效：补肾化痰止咳、适用老咳、久咳，老少皆宜。

364.肉苁蓉锁阳尾龙骨汤

用料：肉苁蓉15克、锁阳15克、北芪10克、枸杞子7克、骨头适量，煲汤。

制作：（1）猪骨洗净，切件；肉苁蓉、锁阳、北芪、枸杞子洗净。

（2）把全部用料放入锅内，加水适量，武火煮沸后，文火煲2小时，调味供用。

功效：补肾益气，适合舌淡苔白、手脚冰凉者。

肉苁蓉：性味，归经：甘，咸，温，入肾，大肠经

【功用】补肾壮阳，润肠通便，抗衰老，《大明本草》说它能：治男子绝阳不兴，女子绝阴不产，润五脏，长肌肉，暖腰膝。

锁阳：性味，归经：甘，温，入肝，肾经

【功用】壮阳补肾，强筋益精，润肠通便，《本草原始》：主治：大补阳气，益精血，利大便，虚人大便燥结者啖之，可代苁蓉，煮粥弥佳。

365.巴戟杏仁瘦肉汤

用料：巴戟15克、南杏仁15克、川贝7克、陈皮5克、瘦肉适量，煲汤。

制作：（1）猪瘦肉洗净，切件；南杏仁、川贝（捣碎装进汤袋）、巴戟、陈皮洗净。

（2）把全部用料放入锅内，加水适量，武火煮沸后，文火煲 2 小时，调味供用。

功效：化痰止咳、适合夜咳、老咳不止。

巴戟：性味，归经：甘，辛，温，入肾经

【功用】补肾壮阳益精，强筋骨，《本草纲目》主治：大风邪气，阳痿不起，强筋骨，安五脏，补中增志益气。

杏仁（北杏仁，南杏仁）：性味，归经：苦，温，有小毒，入肺，大肠经

【功用】止咳平喘，润肠通便，《得配本草》：泻肺降气，行痰散结，润燥解肌，消食积，通大便，解锡毒，杀狗毒，逐奔豚，杀蛔虫。

366. 巴戟郁金瘦肉汤

用料：巴戟 15 克、郁金 10 克、陈皮 7 克、夏枯草 5 克、瘦肉适量，煲汤。

制作：（1）猪瘦肉洗净，切件；巴戟、郁金、陈皮、夏枯草洗净。

（2）把全部用料放入锅内，加水适量，武火煮沸后，文火煲 2 小时，调味供用。

功效：舒肝解郁，适合肝郁气滞、易怒心火燥、便秘者。

郁金：性味，归经：辛，苦，寒，入肝，心，肺经

【功用】行气解郁，活血祛瘀，清心凉血止痛，利胆退黄，

《本草原始》：主治：血积下气，生肌止血，破恶血，血淋尿血，
金疮。

367. 竹茹川贝瘦肉汤

用料：竹茹 15 克、杏仁 15 克（去衣）、川贝 7 克、陈
皮 5 克（汤袋装）、瘦肉适量，煲汤。

制作：（1）猪瘦肉洗净，切件；竹茹、杏仁（去衣）、
川贝、陈皮（装进汤袋）洗净。

（2）把全部用料放入锅内，加水适量，武火煮沸
后，文火煲 2 小时，调味供用。

功效：清热化痰，适用胃热痰多、咳嗽痰黄、难以入睡。

竹茹：性味，归经：甘，微寒，入胃，肺经

【功用】清化热痰，清热止呕，《得配本草》：清上焦之火，
消虚热之痰，疗惊悸，止胎动，呕哕噎膈，止血崩中，因内
火致者，非此不治。

368. 北芪熟地瘦肉汤

用料：北芪 15 克、当归 10 克、熟地 20 克、生姜 3 片、
瘦肉适量，煲汤。

制作：（1）猪瘦肉洗净，切件；北芪、当归、熟地、生
姜洗净。

（2）把全部用料放入锅内，加水适量，武火煮沸后，文火煲2小时，调味供用。

功效：补血，适合气血虚、脸色苍白者。

熟地：性味，归经：甘，微温，入肝，肾，心经

【功用】补血，滋阴，为补血滋阴药，善治血虚精亏之月经不调或面色萎黄。《本草纲目》：填骨髓，长肌肉，生精血，补五脏内伤不足，通血脉，利耳目，黑须发。

369. 附子黄芪救急汤

用料：熟附子10克、黄芪10克、龙骨15克、山萸肉15克、干姜10克、黑豆10克、肉桂5克、炙甘草5克、麝香0.05克（冲服）。危急时开水边煲边喂服；不危重可煲2~3小时分次服，每服小半碗（治一切危重，病危通知后放弃治疗症）。救急适用，救急不醒者可艾灸百会、神阙、涌泉、十宣穴醒后再喂服（人参10克，瘦肉另炖随服）。

制作：（1）熟附子、黄芪、龙骨、山萸肉、干姜、黑豆、炙甘草洗净。人参和瘦肉洗净，另炖。

（2）把熟附子、黄芪、龙骨、山萸肉、干姜、黑豆、炙甘草放入锅内，加水适量，武火煮沸后，文火煲2~3小时，再加麝香供用。

功效：回阳救急、特效。

黄芪：性味，归经：甘，微温，入肺，脾经

【功用】补脾益气，固表止汗，益气开胃，利水退肿，排毒排脓生肌，适用于自汗、盗汗、血痹、浮肿、痈疽不溃、内伤劳倦、脾虚泄泻、脱肛及气血虚弱症。

370.枝（栀）子茵陈汤

用料：山枝子5克、茵陈15克、薏米15克、陈皮5克、瘦肉适量，煲汤。

制作：（1）猪瘦肉洗净，切件；山枝子、茵陈、薏米、陈皮洗净。

（2）把全部用料放入锅内，加水适量，武火煮沸后，文火煲2小时，调味供用。

功效：去湿退黄、老少皆宜、初生婴儿减量。

枝（栀）子：性味，归经：苦，寒，入心，肝，胆，三焦经

【功用】清热除烦，凉血止血，清热祛湿，《中医方药学》：本品研末外敷，有祛瘀消肿作用，治扭挫伤有良效（栀子根亦有此作用）。治属肝阳上亢之高血压与夏枯草、菊花同用，作用明显。

茵陈蒿（茵陈）：性味，归经：苦，微寒，入脾，胃，肝胆经

【功用】清热利湿，清肝退黄，治黄疸专药，《雷公炮制药性解》：主伤寒大热，黄疸便赤，治眼目，行滞气，能发汗去风湿，黄疸分阴寒阳热两种，阳疸热多，有湿有燥，同

栀子、大黄治湿疸；同栀子、橘皮治燥疸，阴疸寒多，只有一症，同附子治之。

371. 黄芪萸肉汤

用料：黄芪 15 克、山萸肉（漂洗去酸）10 克、小麦 15 克、陈皮 5 克、瘦肉适量，煲汤。

制作：（1）猪瘦肉洗净，切件；黄芪、山萸肉（漂洗去酸）、小麦、陈皮（装进汤袋）洗净。

（2）把全部用料放入锅内，加水适量，武火煮沸后，文火煲 2 小时，调味供用。

功效：止汗汤，汗多、自汗、盗汗皆可。

山萸肉：(山茱萸) 性味，归经：酸，涩，微温，入肝，肾经

【功用】固肾涩精，敛汗固脱，《神农本草经》说它主心下邪气，寒热，温中，逐寒湿痹，去浊，久服轻身。

372. 黄芪党参汤

用料：黄芪 15 克、白术 15 克、熟党 15 克、红枣 7 粒、枸杞子 7 克、瘦肉适量，煲汤。

制作：（1）猪瘦肉洗净，切件；黄芪、白术、熟党、红枣（去核）、枸杞子洗净。

（2）把全部用料放入锅内，加水适量，武火煮沸后，文火煲 2 小时，调味供用。

功效：补中益气，适合气血虚弱者。

党参：性味，归经：甘，微温，入肺，脾经

【功用】补中益气，健脾胃，适用于气短，心悸，体倦乏力，食少便溏等。

373. 巴戟肉苁蓉汤

用料：巴戟 15 克、肉苁蓉 15 克、白术 10 克、砂仁 5 克、排骨一条，煲汤。

制作：（1）猪排骨洗净，切件；巴戟、肉苁蓉、白术、砂仁洗净。

（2）把全部用料放入锅内，加水适量，武火煮沸后，文火煲 2 小时，调味供用。

功效：补肾开胃汤，适合肾虚苔白、脾胃虚者，老少皆宜。

374. 海藻浙贝夏枯草汤

用料：海藻（水漂淡）15 克、夏枯草 10 克、浙贝 10 克、陈皮 5 克、瘦肉适量，煲汤。

制作：（1）猪瘦肉洗净，切件；海藻（水漂淡）、夏枯草、浙贝、陈皮洗净。

（2）把全部用料放入锅内，加水适量，武火煮沸后，文火煲2小时，调味供用。

功效：散结汤，适用各种结节力核。

海藻：性味，归经：咸，寒，入肝，胃经

【功用】清热消痰，软坚散结，《本草备要》：咸润下而软坚，寒行水以泻热，故消瘿瘤，结核，阴溃之坚聚（腹痛曰疝，丸痛曰溃，音颓），痰饮，脚气，水肿之湿热，消宿食，治五膈。

贝母（浙贝母）：性味，归经：苦，寒，入肺，心经

【功用】清热化痰，清热散结，《本草纲目》：主治伤寒烦热，淋沥邪气疝气，喉痹乳难，金疮风疮，烧灰油调，傅人畜恶疮，敛疮口，与连翘同服，治项下瘤瘿疾。

375. 木贼巴戟瘦肉汤

用料：枸杞子10克、肉苁蓉20克、巴戟15克、木贼10克、瘦肉适量，煲汤。

制作：（1）猪瘦肉洗净，切件；枸杞子、肉苁蓉、巴戟、木贼洗净。

（2）把全部用料放入锅内，加水适量，武火煮沸后，文火煲2小时，调味供用。

功效：养肝明目汤，适用眼目昏暗、常见黑花、肝肾虚者。

木贼：性味，归经：性平，味甘，微苦，入肝经

【功用】疏散风热，明目退翳，消积块，益肝脏。《本草备要》：治目疾，退翳眼，及治疗脱肛，肠风。

使用注意：有发散作用，用量不宜过大。

验方新编：治食积痞块：木贼草五钱，研细末，每服五分，开水空心调服，年近者一料即消。年远者不过两料痊愈。

376. 麦冬麻仁汤

用料：麻仁 15 克、熟地 20 克、麦冬 10 克、肉苁蓉 15 克、石斛 10 克、瘦肉适量，煲汤。

制作：（1）猪瘦肉洗净，切件；麻仁、熟地、麦冬、肉苁蓉、石斛洗净。

（2）把全部用料放入锅内，加水适量，武火煮沸后，文火煲 2 小时，调味供用。

功效：润肠通便汤，适合肠胃便秘者，老少皆宜。

麦冬： 性味，归经：甘，微苦，寒，入肺，心经

【功用】养阴清热，润肺止咳，润肠通便，养胃生津。《得配本草》：生上焦津液，清胸膈之渴烦，治呕吐止吐血，消咳嗽，止泻精，疗瘘厥，去支满，散结气。

377. 田七巴戟汤

用料：田七 10 克、巴戟 15 克、黄芪 10 克、白术 10 克、

猪骨适量，煲汤。

制作：（1）猪骨洗净，切件；田七、巴戟、黄芪、白术洗净。

（2）把全部用料放入锅内，加水适量，武火煮沸后，文火煲2小时，调味供用。

功效：活血化瘀汤，适合气郁血瘀，筋骨疼痛者。

田七（三七）： 性味，归经：甘，微苦，温，入肝胃经

【功用】 止血散血，祛瘀止痛，治一切血病。《本草备要》：治吐血，血痢血崩，目赤痈肿，醋磨涂即散。

使用注意：本品能损新血，无痛者少用。

378. 草果大茴羊肉汤

用料：草果2个、大茴5克、白术15克、巴戟15克、砂仁5克、羊肉（或羊脚）适量，煲汤。

制作：（1）羊肉（或羊脚）洗净，切件；草果（捣碎）、大茴、白术、巴戟、砂仁洗净装进汤袋。

（2）把全部用料放入锅内，加水适量，武火煮沸后，文火煲2小时，调味供用。

功效：温胃去湿，适合身体虚弱，穿衣不暖者。

草果： 性味，归经：辛，温，入脾，胃经

【功用】 祛寒燥湿，除湿疫解疟疾，《中医方药学》：草果辛热燥烈之性较大，善破瘴疠之气，而多用于湿浊郁伏，

湿疫诸症。

大茴香（八角茴香）：性味，归经：辛，温，入胃，膀胱经

【功用】理气止痛，温中开胃，《本草原始》：主治肾劳疝气，小肠吊气挛疼，干湿脚气，膀胱冷气肿痛，开胃止呕下食，调馔，止臭生香，为诸痿霍乱捷方，补命门不足要药，理腰痛，疗恶疮。

379. 牛大力五指毛桃汤

用料：牛大力 30 克、五指毛桃（五爪龙）30 克、千斤拔 10 克、猪骨适量，煲汤。

制作：（1）猪骨洗净，切件；牛大力、五指毛桃（五爪龙）、千斤拔洗净。

（2）把全部用料放入锅内，加水适量，武火煮沸后，文火煲 2 小时，调味供用。

功效：壮筋活络。牛大力、千斤拔《中医方药学》：补脾益气，舒筋活络。

380. 苦参薏米汤

用料：苦参 10 克、公英 10 克、地丁 10 克、田七 5 克、薏米 10 克、骨头适量，煲汤。

制作：（1）猪骨洗净，切件；苦参、公英、地丁、田七、薏米洗净。

（2）把全部用料放入锅内，加水适量，武火煮沸后，文火煲2小时，调味供用。

功效：祛风止痒。《中医方药学》：苦参祛风杀虫止痒，蒲公英、地丁清热解毒止痒。

381. 猪苓祛湿汤

用料：猪苓15克、茯苓15克、白术10克、巴戟10克、砂仁3克、猪骨适量，煲汤。

制作：（1）猪骨洗净，切件；猪苓、茯苓、白术、巴戟、砂仁洗净。

（2）把全部用料放入锅内，加水适量，武火煮沸后，文火煲2小时，调味供用。

功效：温和祛湿汤。

382. 附子巴戟汤

用料：熟附子10克、巴戟10克、白术10克、红枣7粒、枸杞子5克、生姜4片、猪骨适量，煲汤2~3小时，调味食用。

制作：（1）猪骨洗净，切件；熟附子（开水浸泡半小时去水留附子）、巴戟、白术、红枣（去核）、枸杞子、生姜洗净。

（2）把全部用料放入锅内，加水适量，武火煮沸后，文火煲2~3小时，调味供用。

功效：回阳散寒汤。适应胸闷气短，胸痛心悸肢冷，面色苍白，畏寒或肢体浮肿之心阳不足者。《本草汇言》："附子，回阳气，散阴寒，逐冷，通关节之猛药也。"药理实验证明，附子有明显的强心、扩张冠状动脉的作用。

383. 茵陈土茯苓汤

用料：土茯苓 30 克、茵陈 10 克、生姜 4 片、骨头适量，煲汤。

制作：（1）猪骨洗净，切件；土茯苓、茵陈、生姜洗净。

（2）把全部用料放入锅内，加水适量，武火煮沸后，文火煲 2 小时，调味供用。

功效：清热祛湿汤。解毒利湿、清肝。

茵陈蒿（茵陈）：性味，归经：苦，微寒，入脾，胃，肝胆经

【功用】清热利湿，清肝退黄，治黄疸专药，《雷公炮制药性解》：主伤寒大热，黄疸便赤，治眼目，行滞气，能发汗去风湿，黄疸分阴寒阳热两种，阳疸热多，有湿有燥，同栀子，大黄治湿疸；同栀子、橘皮治燥疸，阴疸寒多，只有一症，同附子治之。

土茯苓：性味，归经：甘，淡，平，入肝，胃经

【功用】解毒利湿，利水消肿，《本草原始》：健脾胃，强筋骨，去风湿，利关节炎，止泻泄，治拘挛骨痛，去疮痈肿，解汞粉，银朱毒。

384. 芡实薏米猪骨汤

用料：芡实 30 克、薏米 20 克、扁豆 20 克、红枣 5 粒、猪骨适量，煲汤。

制作：（1）猪骨洗净，切件；芡实、薏米、扁豆、红枣（去核）洗净。

（2）把全部用料放入锅内，加水适量，武火煮沸后，文火煲 2 小时，调味供用。

功效：健脾祛湿汤，适用舌苔厚脾虚湿滞者。

薏米：性味，归经：甘，淡，微寒，入脾，肾，肺经

【功用】利水祛湿，祛风渗湿，清热消脓肿，健脾止泻。《雷公炮制药性解》：利肠胃，消水肿，祛风湿，疗脚气，治肺痿，健脾胃。

芡实：性味，归经：甘，涩，平，入脾，肾经

【功用】健脾止泻，固肾涩精，《神农本草经》：主湿痹，腰脊膝痛，补中除暴疾，益精气，强志令耳目聪明。

385. 远志夜交藤尾龙骨汤

用料：远志 10 克、灯芯草 5 克、薏米 15 克、夜交藤 10 克（单水，即是用开水浸泡一会儿）、猪骨适量，煲汤。

制作：（1）猪骨洗净，切件；远志、灯芯草、薏米、夜交藤（单水）洗净。

（2）把全部用料放入锅内，加水适量，武火煮沸

后，文火煲 2 小时，调味供用。

功效：助眠汤、治失眠。

远志：性味，归经：苦，辛，温，入心，肺，肾经

【功用】通心安神，通窍祛痰，《神农本草经》：主咳逆，伤中，补不足，除邪气，利九窍，益智慧，耳目聪明，不忘，强志倍力。《本草原始》：杀天雄，附子，乌头毒，煎汁饮之。

386. 茶树菇黑木耳汤

用料：茶树菇 30~50 克、黑木耳 10 克、尾龙骨适量，煲汤或炖汤。

制作：（1）尾龙骨洗净，切件；茶树菇、黑木耳（温水泡发）洗净。

（2）把全部用料放入锅内，加水适量，武火煮沸后，文火煲 2 小时，调味供用。

功效：祛脂降压。

木耳：性味，归经：甘、平，归胃、大肠经

【功用】养血，润肺，止咳，抗凝血，降压。

387. 沙参玉竹尾龙骨汤

用料：沙参 30 克、玉竹 15 克、芡实 20 克、薏米 30 克、

枸杞子10克、尾龙骨适量，炖汤。

制作：（1）尾龙骨洗净，切件；沙参、玉竹、芡实、薏米、枸杞子洗净。

（2）把全部用料放入炖盅内，加水适量，炖盅加盖，隔开水文火炖2小时，调味供用。

功效：养阴润燥。

388. 南北杏海底椰汤

用料：南北杏各20克、海底椰50克、尾龙骨适量，炖汤。

制作：（1）尾龙骨洗净，切件；南北杏（开水烫去皮）、海底椰洗净。

（2）把全部用料放入炖盅内，加水适量，炖盅加盖，隔开水文火炖2小时，调味供用。

功效：润肺止咳、化热痰。

389. 白莲尾龙骨汤

用料：白莲子20克、枸杞子10克、尾龙骨适量，炖汤。

制作：（1）尾龙骨洗净，切件；白莲子、枸杞子洗净。

（2）把全部用料放入炖盅内，加水适量，炖盅加盖，隔开水文火炖2小时，调味供用。

功效：养阴、清补。

390. 鲍鱼尾龙骨汤

用料：鲍鱼 3~5 个、枸杞子 10 克、老鸡半只、尾龙骨适量，炖汤。

制作：（1）尾龙骨和老鸡洗净，切件；鲍鱼、枸杞子洗净。

（2）把全部用料放入炖盅内，加水适量，炖盅加盖，隔开水文火炖 2 小时，调味供用。

功效：清肝明目、补肝。

391. 石斛椰子汤

用料：石斛 15 克、椰子一只、母鸡半只、尾龙骨适量，炖汤。

制作：（1）尾龙骨和母鸡洗净，切件；椰子取椰汁和椰肉、石斛洗净。

（2）把全部用料放入炖盅内，加水适量，炖盅加盖，隔开水文火炖 2 小时，调味供用。

功效：养阴清热。

石斛：性味，归经：甘，微寒，入胃，肺经

【功用】养阴润燥，清热生津，清虚热，《神农本草经》：主伤中，除痹，下气，补五脏虚劳，羸瘦，强阴，久服厚肠胃，轻身延年。

椰子：性味，归经：甘，凉，归肺，大肠经

【功用】补虚，生津，利尿，杀虫。

392. 花旗参椰子汤

用料：花旗参 10 克、枸杞子 10 克、椰子一个、项鸡一只，炖汤。

制作：（1）鸡洗净，切件；椰子取椰汁和椰肉，花旗参、枸杞子洗净。

（2）把全部用料放入炖盅内，加水适量，炖盅加盖，隔开水文火炖 2 小时，调味供用。

功效：补气生津。

393. 南北杏陈皮猪肺汤

用料：南杏 20 克、北杏 15 克、枸杞子 5 克、陈皮 5 克、猪肺适量，炖汤。

制作：（1）猪肺洗净，切件；南杏、北杏、枸杞子、陈皮洗净。

（2）把全部用料放入炖盅内，加水适量，炖盅加盖，隔开水文火炖 2 小时，调味供用。

功效：润肺止咳。

394. 眉豆鸡脚汤

用料：眉豆 30 克、芡实 20 克、生姜 4 片、鸡脚 2 对、尾龙骨适量，炖汤。

制作：（1）尾龙骨和鸡脚洗净，切件；眉豆、芡实、生姜洗净。

（2）把全部用料放入炖盅内，加水适量，炖盅加盖，隔开水文火炖2小时，调味供用。

功效：健脾祛湿。

395. 红豆薏米汤

用料：红豆50克、薏米30克、芡实20克、尾龙骨适量，炖汤。

制作：（1）尾龙骨洗净，切件；红豆、薏米、芡实洗净。

（2）把全部用料放入炖盅内，加水适量，炖盅加盖，隔开水文火炖2小时，调味供用。

功效：利水祛湿。

396. 绿豆薏米汤

用料：绿豆30克、薏米30克、蜜枣3粒、生姜4片、尾龙骨适量，炖汤。

制作：（1）尾龙骨洗净，切件；绿豆、薏米、蜜枣、生姜洗净。

（2）把全部用料放入炖盅内，加水适量，炖盅加盖，隔开水文火炖2小时，调味供用。

功效：清热祛湿。

绿豆：性味，归经：甘、凉，归心、胃经

【功用】清热解毒，利尿，消暑除燥，止渴健胃。

397.芡实茯苓尾龙骨汤

用料：芡实30克、茯苓30克、尾龙骨适量，炖汤。

制作：（1）尾龙骨洗净，切件；芡实、茯苓洗净。

（2）把全部用料放入炖盅内，加水适量，炖盅加盖，隔开水文火炖2小时，调味供用。

功效：补肾健脾。

茯苓：性味，归经：甘、淡、平，入脾、胃、心、肺、肾经

【功用】利水祛湿，健脾补中，宁心安神，《神农本草经》：主胸肋逆气，忧虑，惊邪，恐悸，心下结痛，寒热烦满，咳逆，口焦舌干，利小便，久服安魂养神，不饥延年。

398.核桃茯苓汤

用料：核桃30克、茯苓20克、枸杞子10克、尾龙骨适量，炖汤。

制作：（1）尾龙骨洗净，切件；核桃、茯苓、枸杞子洗净。

（2）把全部用料放入炖盅内，加水适量，炖盅加盖，隔开水文火炖2小时，调味供用。

功效：补肾健脾。

胡桃肉（核桃肉，核桃仁）：性味，归经：甘，温，入肾，肺经

【功用】补肾壮阳，健筋强腰，益气定喘。《中医方药学》：用于肺虚久咳及肺肾不足的喘咳，常配人参同用，如人参核桃汤。

399. 淮山银耳汤

用料：淮山 30 克、银耳 30 克、香菇 5 只、红枣 7 粒、生姜 4 片、尾龙骨适量，煲汤。

制作：（1）尾龙骨洗净，切件；淮山、银耳、香菇、红枣（去核）、生姜洗净。

（2）把全部用料放入锅内，加水适量，武火煮沸后，文火煲 2 小时，调味供用。

功效：养阴健脾、润燥。

淮山：性味，归经：甘，平，入肺，脾经
【功用】补益脾胃，滋肾益肺，治健忘遗精，《得配本草》：治虚热干咳，遗精泄泻，游风眼眩，惊悸健忘，生者捣敷疮毒，能消肿块，合蓖麻子更有效。阴虚火动者，久必脾气衰败，泄泻不止，淮山同芡实，莲子以食之，则补土不妨于水，乃为善治。得菟丝子，止遗泄，配人参，补肺气，佐羊肉，补脾阴，佐熟地，固肾水，合米仁，治泄泻。

雪耳：性味，归经：甘、平，归肺、胃、肾经

【功用】养阴清热，补脾开胃，益气清肠，安眠健胃，养阴润燥。

400. 葛根淮山汤

用料：葛根 250 克、淮山 100 克、尾龙骨或瘦肉适量，煲汤。

制作：（1）尾龙骨或瘦肉洗净，切件；葛根、淮山洗净。

（2）把全部用料放入锅内，加水适量，武火煮沸后，文火煲 1~2 小时，调味供用。

功效：养阴健脾、润燥。养阴生津润肠。

葛根：性味，归经：甘，辛，凉，入胃，脾经

【功用】解肌退热，生津止渴，透发麻疹，止泻止痢,《本草原始》：葛根主治：消渴，身大热，呕吐，诸痹，起阴气，解诸毒。

401. 党参百合汤

用料：党参 15 克、百合 15 克、红枣 7 粒、枸杞子 5 克、生姜 3 片、尾龙骨适量，炖汤。

制作：（1）尾龙骨洗净，切件；党参、百合、红枣（去核）、枸杞子、生姜洗净。

（2）把全部用料放入炖盅内，加水适量，炖盅加盖，隔开水文火炖 2 小时，调味供用。

功效：养阴健脾益气。

402.西洋菜瘦肉汤

用料：西洋菜 250 克、蜜枣 3 粒、瘦肉适量，炖汤。

制作：（1）瘦肉洗净，切件；西洋菜、蜜枣洗净。

（2）把全部用料放入炖盅内，加水适量，炖盅加盖，隔开水文火炖 1~2 小时，调味供用。

功效：清热、生津、养阴。

403.淮山芡实薏米汤

用料：淮山 15 克、芡实 15 克、薏米 15 克、枸杞子 10 克、陈皮 5 克、瘦肉适量，炖汤。

制作：（1）瘦肉洗净，切件；淮山、芡实、薏米，枸杞子、陈皮洗净。

（2）把全部用料放入炖盅内，加水适量，炖盅加盖，隔开水文火炖 2 小时，调味供用。

功效：健脾益肺，祛湿化痰。

404. 金针木耳汤

用料：金针 30 克、木耳 15 克、枸杞子 10 克、生姜 3 片、瘦肉适量，炖汤。

制作：(1)瘦肉洗净，切件；金针、木耳（温水泡发）、枸杞子、生姜洗净。

(2)把全部用料放入炖盅内，加水适量，炖盅加盖，隔开水文火炖 2 小时，调味供用。

功效：降压养阴。

405. 木耳香菇汤

用料：木耳 20 克、香菇 5 个、红枣 7 粒、生姜 3 片、瘦肉适量，炖汤。

制作：(1)瘦肉洗净，切件；木耳、香菇、红枣（去核）、生姜洗净。

(2)把全部用料放入炖盅内，加水适量，炖盅加盖，隔开水文火炖 2 小时，调味供用。

功效：养阴、补血、降压。

406. 紫菜鸡蛋汤

用料：紫菜 30 克、枸杞子 10 克、鸡蛋 3 个、瘦肉适量，炖汤。

制作：(1)猪瘦肉洗净，切件；紫菜、枸杞子洗净。

（2）把猪瘦肉放入锅内，加水适量，武火煮沸后，再加紫菜、枸杞子、鸡蛋文火煲10分钟，调味供用。

功效：养阴、降压、散结。

407.白果支竹猪肚汤

用料：白果 20 克、支竹（腐竹）30 克、生姜 4 片、枸杞子 10 克，猪肚一个。

制作：（1）猪肚洗净，切件；白果、支竹（腐竹）（温水浸泡半小时）、生姜、枸杞子洗净。

（2）把全部用料放入炖盅内，加水适量，炖盅加盖，隔开水文火炖 2 小时，调味供用。

功效：养阴健脾、化痰。

腐竹：性味，归经：凉，归脾、胃，大肠经

【功用】清热，解毒，生津润燥，益气宽中。

白果（银杏）：性味，归经：甘，苦，涩，平，有小毒，入肺经

【功用】祛痰定喘，收敛除湿，《本草原始》：熟食益人，熟食温肺，益气，定喘嗽，缩小便，止白浊，消毒杀虫，嚼浆涂鼻面手足，去齄疱黑气皱皱，及疥癣疳匿，阴虱。

注：本品有毒，不宜多食，以防中毒，小儿解毒可用生甘草水煎服。

408. 莲子百合汤

用料：莲子 30 克、百合 30 克、红枣 5 粒、生姜 3 片、瘦肉适量，炖汤。

制作：（1）瘦肉洗净，切件；莲子、百合、红枣（去核）、生姜洗净。

（2）把全部用料放入炖盅内，加水适量，炖盅加盖，隔开水文火炖 2 小时，调味供用。

功效：养阴润肺。

409. 独脚金瘦肉汤

用料：独脚金（疳积草）10 克、红枣 5 粒、枸杞子 5 克、陈皮 3 克、瘦肉适量，炖汤。

制作：（1）瘦肉洗净，切件；独脚金（疳积草）、红枣（去核）、枸杞子、陈皮洗净。

（2）把全部用料放入炖盅内，加水适量，炖盅加盖，隔开水文火炖 2 小时，调味供用。

功效：祛黄消积。

独脚金（疳积草）：性味，归经：甘，淡，微寒，入肝、脾经

【功用】清热消疳，清小儿夏季热。

410. 南北杏雪梨汤

用料：南北杏各20克、雪梨1个、生姜3片、枸杞子5克、红枣7克、瘦肉适量，炖汤。

制作：（1）瘦肉洗净，切件；南北杏、雪梨（洗净切块）、生姜、枸杞子、红枣（去核）洗净。

（2）把全部用料放入炖盅内，加水适量，炖盅加盖，隔开水文火炖2小时，调味供用。

功效：养阴润肺、止咳。

杏仁（北杏仁，南杏仁）：性味，归经：苦，温，有小毒，入肺，大肠经

【功用】止咳平喘，润肠通便，《得配本草》：泻肺降气，行痰散结，润燥解肌，消食积，通大便，解锡毒，杀狗毒，逐奔豚，杀蛔虫。

411. 杏仁雪梨排骨汤

用料：南北杏仁各15克、雪梨1个、生姜4片、蜜枣3个、陈皮3克、排骨适量，炖汤。

制作：（1）排骨洗净，切件；南北杏、雪梨（洗净切块）、生姜、蜜枣（去核）、陈皮洗净。

（2）把全部用料放入炖盅内，加水适量，炖盅加盖，隔开水文火炖2小时，调味供用。

功效：养阴润肺、止咳化痰。

雪梨：性味，归经：凉、甘、酸，归肺，胃经

【功用】生津，润燥，清热，化痰，解酒。

412. 委陵菜猪血汤

用料：委陵菜 50~100 克、猪血 80 克、生姜 4 片、尾龙骨适量，炖汤。

制作：（1）尾龙骨洗净，切件；委陵菜、猪血、生姜洗净。

（2）把全部用料放入炖盅内，加水适量，炖盅加盖，隔开水文火炖 1 小时，调味供用。

功效：补血养心。

413. 当归党参老鸡汤

用料：当归 15 克、熟党 10 克、香葱 2 条、红枣 5 粒、鸡半只，炖汤。

制作：（1）鸡洗净，切件；当归、熟党、红枣（去核）洗净。

（2）把全部用料放入炖盅内，加水适量，炖盅加盖，隔开水文火炖 2 小时，香葱后下，调味供用。

功效：益气补血。

当归：性味，归经：甘，辛，微温，入心，肝，脾经

【功用】补血调经，活血化瘀，润肠。《本草纲目》：咳逆上气，妇人漏下绝子。

使用注意：本品辛香走窜，腹内热气不宜用。按《施今墨对药》：当归以养血为主，川芎以行气为要，二药并用，互制其短而展其长，气血兼顾，养血调经，行气活血，散瘀止血之力增强。

党参：性味，归经：甘，微温，入肺，脾经

【功用】补中益气，健脾胃，适用于气短，心悸，体倦乏力，食少便溏等。

414. 麦冬生地瘦肉汤

用料：麦冬 10 克、生地 15 克、红枣 7 粒、枸杞子 5 克、陈皮 5 克、瘦肉适量，炖汤。

制作：(1) 瘦肉洗净，切件；麦冬、生地、红枣（去核）、枸杞子、陈皮洗净。

（2）把全部用料放入炖盅内，加水适量，炖盅加盖，隔开水文火炖 1~2 小时，调味供用。

功效：养阴、增液、润燥。

生地黄（生地）：性味，归经：甘，寒，入心，肝，肾经

【功用】清热凉血，养阴生津，《本草原始》：主治伤中，逐血痹，填骨髓，长肌肉，做汤，除寒热积聚，除痹，疗跌打创伤，久服轻身不老，鲜者尤良。

415. 夏枯草海藻汤

用料：夏枯草 10 克、海藻 10 克、红枣 7 粒、枸杞子 5 克、生姜 3 片、瘦肉适量，炖汤。

制作：（1）瘦肉洗净，切件；夏枯草、海藻、红枣（去核）、枸杞子、生姜洗净。

（2）把全部用料放入炖盅内，加水适量，炖盅加盖，隔开水文火炖 2 小时，调味供用。

功效：养阴散结。

夏枯草：性味，归经：甘，辛，寒，入肝，肺经

【功用】清肝明目，清热散结，《中医方药学》：本品用治痰火郁结所致的，结核（如颈部淋巴结炎），正溃未溃均可应用，可单用或配玄参、贝母、牡蛎等同用，又治瘿瘤（如单纯甲状腺肿），可配海藻、昆布等同用，还可用治肿瘤，如腺瘤，淋巴肉瘤，纵膈肿瘤等，有一定的疗效。《本草原始》：主治寒热瘰疬，鼠瘘头疮，破症，散瘿结气，脚肿湿痹，轻身。

海藻：性味，归经：咸，寒，入肝，胃经

【功用】清热消痰，软坚散结，《本草备要》：咸润下而软坚，寒行水以泻热，故消瘿瘤，结核，阴溃之坚聚（腹痛日疝，丸痛日溃，音颓），痰饮，脚气，水肿之湿热，消宿食，治五膈。

九、补血用炖汤

416.沙参当归瘦肉汤

用料：沙参 10 克、红枣 7 粒、当归 10 克、枸杞子 10 克、瘦肉适量，炖汤。

制作：（1）瘦肉洗净，切件；沙参、红枣（去核）、当归、枸杞子洗净。

（2）把全部用料放入炖盅内，加水适量，炖盅加盖，隔开水文火炖 2 小时，调味供用。

功效：养阴补血。

沙参：性味，归经：甘，微寒，入肺，胃经

【功用】润肺止咳，养胃生津，《本草备要》：味淡体轻，专补肺气，清肺养肝，兼益脾胃。

417.当归巴戟汤

用料：仙灵脾 10 克、巴戟 10 克、当归 10 克、瘦肉适量，

炖汤。

制作:(1)瘦肉洗净,切件;仙灵脾、巴戟、当归洗净。

(2)把全部用料放入炖盅内,加水适量,炖盅加盖,隔开水文火炖 2 小时,调味供用。

功效:养血补肾。

418.旱莲草桑椹汤

用料:旱莲草 15 克、桑葚 10 克、枸杞子 10 克、瘦肉适量,炖汤。

制作:(1)瘦肉洗净,切件;旱莲草、桑葚、枸杞子洗净。

(2)把全部用料放入炖盅内,加水适量,炖盅加盖,隔开水文火炖 2 小时,调味供用。

功效:补血养阴。

桑葚:性味,归经:甘、微凉,入肝、肾经

【功用】养血滋阴,润肠通便,生津止渴。《世补斋医书》:首乌延寿丹,即以首乌与桑葚等配伍而成,主治阴虚血少之腰酸耳鸣,头发花白。

旱莲草:性味,归经:甘、酸、微寒,入肝、肾经

【功用】滋阴生津,滋养肝胃,凉血止血,《本草纲目》:主治血痢,针灸疮发,泄血不可止者,傅之立已,汁涂眉发,生速而繁。

419. 茯苓熟地陈皮汤

用料：当归 10 克、茯苓 20 克、陈皮 10 克、熟地 20 克、瘦肉适量，炖汤。

制作：（1）瘦肉洗净，切件；当归、茯苓、陈皮、熟地洗净。

（2）把全部用料放入炖盅内，加水适量，炖盅加盖，隔开水文火炖 2 小时，调味供用。

功效：补益气血。

420. 鲜藕葛根汤

用料：鲜藕 100 克、鲜葛根 30 克、生姜 4 片、蜜枣 3 粒、瘦肉适量，炖汤。

制作：（1）瘦肉洗净，切件；鲜藕（削皮切块）、鲜葛根、生姜、蜜枣（去核）洗净。

（2）把全部用料放入炖盅内，加水适量，炖盅加盖，隔开水文火炖 2 小时，调味供用。

功效：生津养阴。

藕：性味，归经：甘，寒，入脾经

【**功用**】解渴，醒酒，止血，散瘀，《得配本草》：和梨汁，治痰热，和蜜饮，治火湿。

421. 鳖甲莲子汤

用料：炙鳖甲30克、淮山20克、莲子15克、枸杞子10克、瘦肉适量，炖汤。

制作：（1）瘦肉洗净，切件；炙鳖甲、淮山、莲子、枸杞子洗净。

（2）把全部用料放入炖盅内，加水适量，炖盅加盖，隔开水文火炖2小时，调味供用。

功效：滋阴补血。

鳖甲：性味，归经：咸，平，入肝，脾经

【功用】滋阴潜阳，益肾清虚热，散结消症，《本草纲目》：主治心腹症瘕，坚积寒，去痞疾息肉，阴蚀痔核恶肉。

莲子：性味，归经：甘，平，入心，肾经

【功用】养心清补，健脾止泻，《本草纲目》：主心肾，厚肠胃，固精气，强筋骨，补虚损。

422. 参芪补血汤

用料：人参10克、白术10克、茯苓10克、北芪10克、当归10克、红枣7粒、枸杞子7克、瘦肉适量，炖汤。

制作：（1）瘦肉洗净，切件；人参、白术、茯苓、北芪、当归、红枣（去核）、枸杞子洗净。

（2）把全部用料放入炖盅内，加水适量，炖盅加盖，隔开水文火炖2小时，调味供用。

功效：补益气血。

人参：性味，归经：甘，生微寒，熟微温，入肝，脾经

【功用】补益元气，益阳生津，补肺益气，《得配本草》：怪症：遍身皮肉混混入波浪声，痒不可忍，搔之血出不止，谓之气奔，用人参和茯苓，青盐合三钱，细辛四五分，煎服自愈。《神农本草经》说它"主补五脏，安精神，定魂魄，止惊悸，除邪气，明目，开心，益智"。

423. 参地陈皮汤

用料：人参 10 克、淮山 10 克、熟地 10 克、当归 10 克、枸杞子 10 克、杜仲 5 克、陈皮 5 克、瘦肉适量，炖汤。

制作：（1）瘦肉洗净，切件；人参、淮山、熟地、当归、枸杞子、杜仲、陈皮洗净。

（2）把全部用料放入炖盅内，加水适量，炖盅加盖，隔开水文火炖 2 小时，调味供用。

功效：大补元气。

424. 当归枸杞子羊肉汤

用料：人参 10 克、淮山 10 克、当归 10 克、巴戟 15 克、枸杞子 10 克、红枣 15 克、羊肉适量，炖汤。

制作：（1）羊肉洗净，切件；人参、淮山、当归、巴戟、

枸杞子、红枣（去核）洗净。

　　（2）把全部用料放入炖盅内，加水适量，炖盅加盖，隔开水文火炖2小时，调味供用。

功效：补益气血。

枸杞子：性味，归经：甘，平，入肝，肾经

【功用】滋补肝肾，养肝明目，益精。《神农本草经》：枸杞：久服坚筋骨，轻身不老。

425. 鹿茸附子瘦肉汤

用料：鹿茸10克、肉苁蓉15克、黄芪10克、熟附子5克、桑螵蛸10克、瘦肉适量，炖汤。

制作：（1）瘦肉洗净，切件；鹿茸、肉苁蓉、黄芪、熟附子（开水浸泡半小时去掉水）、桑螵蛸洗净。

　　（2）把全部用料放入炖盅内，加水适量，炖盅加盖，隔开水文火炖3~4小时，调味供用。

功效：补肾益气。

鹿茸：性味，归经：甘，温，咸，入肾、肝经

【功用】补肾益精壮阳，《神农本草经》：治漏下恶血，寒热，惊痫，益气强志，生齿不老。

附子（制附子）：性味，归经：辛，热，有毒，入心，肾，脾经

【功用】回阳救逆，温肾壮阳，祛寒止痛，《神农本草经》：

主风寒咳逆邪气，温中，金创破症坚积聚，血瘕，寒湿，痿，躄拘挛，脚痛，不能行走。《本草原始》：治三阴伤寒，阳痿寒疝，中寒中风，痰阙，小儿慢惊，风湿痹肿满，头风头痛，暴泻脱肛，久痢寒疟，呕逆反胃，疗耳聋。

426. 茵陈猪苓祛湿汤

用料：茵陈 10 克、猪苓 15 克、茯苓 15 克、生姜 3 片、瘦肉适量，炖汤。

制作：（1）瘦肉洗净，切件；茵陈、猪苓、茯苓、生姜洗净。

（2）把全部用料放入炖盅内，加水适量，炖盅加盖，隔开水文火炖 1~2 小时，调味供用。

功效：清肝祛湿、利尿。

427. 参附当归汤

用料：人参 10 克、熟附子 10 克、生姜 4 片、熟地 15 克、当归 10 克、瘦肉适量，炖汤。

制作：（1）瘦肉洗净，切件；人参、熟附子（开水浸泡半小时去掉水）、生姜、熟地、当归洗净。

（2）把全部用料放入炖盅内，加水适量，炖盅加盖，隔开水文火炖 3~4 小时，调味供用。

功效：益气回阳。

428.当归白术瘦肉汤

用料：当归 10 克、白术 10 克、茯苓 15 克、生姜 3 片、瘦肉适量，炖汤。

制作：（1）瘦肉洗净，切件；当归、白术、茯苓、生姜洗净。

（2）把全部用料放入炖盅内，加水适量，炖盅加盖，隔开水文火炖 2 小时，调味供用。

功效：补血健脾。

429.西洋参石斛陈皮汤

用料：西洋参 10 克、石斛 10 克、蜜枣 3 粒、陈皮 7 克、瘦肉适量，炖汤。

制作：（1）瘦肉洗净，切件；西洋参、石斛、蜜枣（去核）、陈皮洗净。

（2）把全部用料放入炖盅内，加水适量，炖盅加盖，隔开水文火炖 2 小时，调味供用。

功效：清暑益气生津。

西洋参：性味，归经：甘，苦，凉，入肺，胃经

【功用】益气生津，养阴清热，《中医方药学》：用于肺阴虚咳嗽咯血，肺痿失声，常配沙参、天冬、阿胶、紫苑、贝母等同用。

430. 当归红枣羊肉汤

用料：当归 15 克、生姜 5 片、红枣 7 粒、枸杞子 7 克、羊肉适量，炖汤。

制作：（1）羊肉洗净，切件；当归、生姜、红枣（去核）、杞子洗净。

（2）把全部用料放入炖盅内，加水适量，炖盅加盖，隔开水文火炖 1~2 小时，调味供用。

功效：补益气血。

431. 北芪当归陈皮瘦肉汤

用料：北芪 15 克、当归 10 克、熟地 15 克、陈皮 5 克、瘦肉适量，炖汤。

制作：（1）瘦肉洗净，切件；北芪、当归、熟地、陈皮洗净。

（2）把全部用料放入炖盅内，加水适量，炖盅加盖，隔开水文火炖 2 小时，调味供用。

功效：补益气血。

432. 白术当归鲤鱼汤

用料：鲤鱼一条、白术 10 克、当归 10 克、生姜 4 片、陈皮 5 克、瘦肉适量，炖汤。

制作：（1）瘦肉洗净，切件；鲤鱼刮鳞去内脏洗净，白术、当归、生姜、陈皮洗净。

（2）把全部用料放入炖盅内，加水适量，炖盅加盖，隔开水文火炖 2 小时，调味供用。

功效：活血补血。

433. 巴戟陈皮瘦肉汤

用料：当归 15 克、巴戟 10 克、红枣 7 粒、枸杞子 7 克、陈皮 5 克、瘦肉适量，炖汤。

制作：（1）瘦肉洗净，切件；当归、巴戟、红枣（去核）、枸杞子、陈皮洗净。

（2）把全部用料放入炖盅内，加水适量，炖盅加盖，隔开水文火炖 2 小时，调味供用。

功效：补益气血。

434. 天麻川芎瘦肉汤

用料：天麻 10 克、川芎 10 克、红枣 7 粒、枸杞子 10 克、生姜 4 片、瘦肉适量，炖汤。

制作：（1）瘦肉洗净，切件；天麻、川芎、红枣（去核）、枸杞子、生姜洗净。

（2）把全部用料放入炖盅内，加水适量，炖盅加盖，隔开水文火炖 2 小时，调味供用。

功效：祛风、止头痛。

川芎：性味，归经：辛，温，入肝，胆，心包经

【功用】活血行气，散风寒，疗头疼，破瘀蓄，调经脉。《药性本草》：治一切风，一切气，一切劳损，一切血，补五劳，壮筋骨，调六脉，破痂结宿血。

天麻：性味，归经：辛，温，入肝经

【功用】平肝息风，镇痉止痛，治小儿惊痫，《珍珠囊》说它善治风虚眩晕、头痛。

使用注意：祛风作用大易劫阴，宜用姜汁制。

435. 黄精陈皮牛肉汤

用料：党参 15 克、黄精 15 克、红枣 7 粒、枸杞子 10 克、陈皮 5 克、牛肉适量，炖汤。

制作：（1）牛肉洗净，切件；党参、黄精、红枣（去核）、枸杞子、陈皮洗净。

（2）把全部用料放入炖盅内，加水适量，炖盅加盖，隔开水文火炖 2 小时，调味供用。

功效：补血强筋。

436. 糯米黄芪鸡汤

用料：糯米 50 克、黄芪 15 克、红枣 5 粒、枸杞子 7 克、母鸡半只、尾龙骨适量，炖汤。

制作：（1）母鸡、尾龙骨洗净，切件；糯米、黄芪、红枣

（去核）、枸杞子洗净。

（2）把全部用料放入炖盅内，加水适量，炖盅加盖，隔开水文火炖2小时，调味供用。

功效：补血止汗。

黄芪：性味，归经：甘，微温，入肺，脾经

【功用】补脾益气，固表止汗，益气开胃，利水退肿，排毒排脓生肌，适用于自汗，盗汗，血痹，浮肿，痈疽不溃，内伤劳倦，脾虚泄泻，脱肛及气血虚弱症。

437. 党参白术鹿肉汤

用料：北芪10克、红枣7粒、枸杞子10克、党参10克、白术10克、生姜3片、鹿肉适量，炖汤。

制作:（1）鹿肉洗净，切件；北芪、红枣（去核）、枸杞子、党参、白术、生姜洗净。

（2）把全部用料放入炖盅内，加水适量，炖盅加盖，隔开水文火炖2小时，调味供用。

功效：补气生血。

438. 鹿肉补血汤

用料：北芪10克、当归10克、红枣7粒、枸杞子7粒、生姜3片、鹿肉适量，炖汤。

制作:（1）鹿肉洗净，切件；北芪、当归、红枣（去核）、枸杞子、生姜洗净。

（2）把全部用料放入炖盅内，加水适量，炖盅加盖，隔开水文火炖 2 小时，调味供用。

功效：补血生血。

439. 参茸尾龙骨汤

用料：人参 10 克、鹿茸 10 克、红枣 7 粒、枸杞子 7 克、生姜 4 片、瘦肉或尾龙骨适量，炖汤。

制作:（1）瘦肉或尾龙骨洗净，切件；人参、鹿茸、红枣（去核）、枸杞子、生姜洗净。

（2）把全部用料放入炖盅内，加水适量，炖盅加盖，隔开水文火炖 2 小时，调味供用。

功效：补益气血。

440. 人参鹿筋汤

用料：人参 10 克、鹿筋 50 克、红枣 7 粒、枸杞子 10 克、生姜 4 片、瘦肉或尾龙骨适量，炖汤。

制作:（1）瘦肉或尾龙骨洗净，切件；人参、鹿筋、红枣（去核）、枸杞子、生姜洗净。

（2）把全部用料放入炖盅内，加水适量，炖盅加盖，隔开水文火炖 2 小时，调味供用。

功效：补益气血，壮筋活络。

441. 参附陈皮汤

用料：人参 10 克、熟附子 5 克、红枣 7 粒、枸杞子 10 克、陈皮 7 克、生姜 3 片、瘦肉或尾龙骨适量，炖汤。

制作：（1）瘦肉或尾龙骨洗净，切件；人参、熟附子（水浸泡半小时再去掉水）、红枣（去核）、枸杞子、陈皮、生姜洗净。

（2）把全部用料放入炖盅内，加水适量，炖盅加盖，隔开水文火炖 3~4 小时，调味供用。

功效：补益气血。

442. 人参当归尾龙骨汤

用料：人参 10 克、当归 10 克、红枣 10 克、枸杞子 5 克、陈皮 5 克、圆肉 10 克、尾龙骨适量，炖汤。

制作：（1）尾龙骨洗净，切件；人参、当归、红枣（去核）、枸杞子、陈皮、圆肉洗净。

（2）把全部用料放入炖盅内，加水适量，炖盅加盖，隔开水文火炖 2 小时，调味供用。

功效：益气补血。

443. 黄精熟地陈皮汤

用料：黄精 15 克、熟地 15 克、陈皮 5 克、红枣 10 克、枸杞子 7 克、瘦肉适量，炖汤。

制作：(1) 瘦肉洗净，切件；黄精、熟地、陈皮、红枣（去核）、枸杞子洗净。

(2) 把全部用料放入炖盅内，加水适量，炖盅加盖，隔开水文火炖 2 小时，调味供用。

功效：滋阴补血。

444. 鸡血藤当归瘦肉汤

用料：鸡血藤 20 克、当归 10 克、红枣 7 粒、枸杞子 10 克、生姜 3 片、瘦肉适量，炖汤。

制作：(1) 瘦肉洗净，切件；鸡血藤、当归、红枣（去核）、枸杞子、生姜洗净。

(2) 把全部用料放入炖盅内，加水适量，炖盅加盖，隔开水文火炖 2 小时，调味供用。

功效：补血、壮筋活络。

鸡血藤：性味，归经：苦，微甘，温，入肝，肾经

【功用】祛风湿，舒筋络，活血补血。

445. 首乌桑葚汤

用料：首乌 15 克、黑豆 10 克、桑葚 10 克、红枣 7 粒、枸杞子 10 克、瘦肉适量，炖汤。

制作：（1）瘦肉洗净，切件；首乌、黑豆、桑葚子、红枣（去核）、枸杞子洗净。

（2）把全部用料放入炖盅内，加水适量，炖盅加盖，隔开水文火炖 2 小时，调味供用。

功效：滋阴养血、补血。

十、补气汤

446.人参核桃汤

用料：人参 10 克、白术 10 克、红枣 7 粒、枸杞子 7 克、核桃 5 个、瘦肉适量，炖汤。

制作：（1）瘦肉洗净，切件；人参、白术、红枣（去核）、枸杞子洗净，核桃去壳取核桃仁。

（2）把全部用料放入炖盅内，加水适量，炖盅加盖，隔开水文火炖 2 小时，调味供用。

功效：补肾益气。

447.海马巴戟核桃汤

用料：海马 2 条、核桃 5 个、巴戟 15 克、红枣 7 粒、枸杞子 7 克、生姜 3 片、瘦肉适量，炖汤。

制作：（1）瘦肉洗净，切件；海马、巴戟、红枣（去核）、枸杞子、生姜洗净，核桃去壳取核桃仁。

（2）把全部用料放入炖盅内，加水适量，炖盅加

盖，隔开水文火炖 2 小时，调味供用。

功效：补肾益气。

448. 杜仲巴戟瘦肉汤

用料：杜仲 10 克、巴戟 10 克、北芪 15 克、生姜 3 片、瘦肉适量，炖汤。

制作：（1）瘦肉洗净，切件；杜仲、巴戟、北芪、生姜洗净。

（2）把全部用料放入炖盅内，加水适量，炖盅加盖，隔开水文火炖 2 小时，调味供用。

功效：补肾益气、强身健体。

杜仲： 性味，归经：甘，苦，温，入肝，肾经

【功用】 补肾壮骨，强筋活络，安胎，降压，常配黄芪、川断、骨碎补、补骨脂、自然铜，对跌打骨折有良效。《本草纲目》：主治：腰膝痛，补中益气，坚筋骨，强志。除阴下痒湿，小便余沥，久服，轻身耐老。

449. 骨碎补北芪杜仲汤

用料：骨碎补 10 克、北芪 10 克、生姜 4 片、杜仲 10 克、瘦肉适量，炖汤。

制作：（1）瘦肉洗净，切件；骨碎补、北芪、生姜、杜

仲洗净。

（2）把全部用料放入炖盅内，加水适量，炖盅加盖，隔开水文火炖 2 小时，调味供用。

功效：续筋接骨、补肾益气。

骨碎补：性味，归经：苦，温，入肾，心包，肝经

【功用】补肾，续筋接骨，壮腰健肾，活血止痛，《得配本草》：坚肾固齿，治耳鸣，久泄，痿痹折伤，去骨中毒风，佐六味煎服，疗齿痛，入猪肾煨食，治久泄。烧炭存性，米饮或酒服，治肠风失血。

450. 杜仲巴戟猪腰汤

用料：杜仲 10 克、巴戟 10 克、红枣 7 粒、枸杞子 5 克、生姜 3 片、猪腰一个，炖汤。

制作：（1）猪腰洗净，切件；杜仲、巴戟、红枣（去核）、枸杞子、生姜洗净。

（2）把全部用料放入炖盅内，加水适量，炖盅加盖，隔开水文火炖 2 小时，调味供用。

功效：壮腰健肾。

巴戟：性味，归经：甘，辛，温，入肾经

【功用】补肾壮阳益精，强筋骨，《本草纲目》：主治大风邪气，阳痿不起，强筋骨，安五脏，补中增志益气。

451. 北芪枸杞子猪心汤

用料：圆肉 15 克、熟党 15 克、白术 10 克、北芪 10 克、枸杞子 10 克、红枣 15 克、猪心一个、生姜 3 片，炖汤。

制作：(1) 猪心洗净，切件；圆肉、熟党、白术、北芪、枸杞子、红枣（去核）、生姜洗净。

（2）把全部用料放入炖盅内，加水适量，炖盅加盖，隔开水文火炖 2 小时，调味供用。

功效：益气补心。

452. 黑豆黄精汤

用料：黄精 15 克、黑豆 15 克、生姜 3 片、陈皮 5 克、瘦肉适量，炖汤。

制作：(1) 瘦肉洗净，切件；黄精、黑豆、生姜、陈皮洗净。

（2）把全部用料放入炖盅内，加水适量，炖盅加盖，隔开水文火炖 2 小时，调味供用。

功效：养精补血。

黑豆：性味，归经：甘，平，归胃、肾经

【功用】清热解毒，活血化瘀，补肾养血。《本草纲目》：黑豆有清热解毒，活血化瘀，补肾养血，乌发明目，延年益寿等功效。

453.肉苁蓉鹿茸尾龙骨汤

用料：肉苁蓉 15 克、鹿茸 10 克、生姜 2 片、尾龙骨适量，炖汤。

制作：（1）尾龙骨洗净，切件；肉苁蓉、鹿茸、生姜洗净。

（2）把全部用料放入炖盅内，加水适量，炖盅加盖，隔开水文火炖 2 小时，调味供用。

功效：补肾强精。

肉苁蓉：性味，归经：甘，咸，温，入肾，大肠经

【功用】补肾壮阳，润肠通便，抗衰老，《大明本草》说它能：治男子绝阳不兴，女子绝阴不产，润五脏，长肌肉，暖腰膝。

鹿茸：性味，归经：甘，温，咸，入肾、肝经

【功用】补肾益精壮阳，《神农本草经》：治漏下恶血，寒热，惊痫，益气强志，生齿不老。

454.参茸白术尾龙骨汤

用料：人参 10 克、鹿茸 10 克、白术 10 克、生姜 3 片、尾龙骨适量，炖汤。

制作：（1）尾龙骨洗净，切件；人参、鹿茸、白术、生姜洗净。

（2）把全部用料放入炖盅内，加水适量，炖盅加盖，隔开水文火炖 2 小时，调味供用。

功效：补肾益气、壮腰健肾。

455. 巴戟核桃尾龙骨汤

用料：巴戟 15 克、核桃 5 个、红枣 15 克、枸杞子 10 克、生姜 3 片、尾龙骨适量，炖汤。

制作：（1）尾龙骨洗净，切件；巴戟、红枣（去核）、枸杞子、生姜洗净，核桃去壳取核桃仁。

（2）把全部用料放入炖盅内，加水适量，炖盅加盖，隔开水文火炖 2 小时，调味供用。

功效：补肾健身。

456. 仙茅巴戟尾龙骨汤

用料：仙茅 10 克、巴戟 15 克、核桃 5 个、红枣 7 粒、枸杞子 10 克、生姜 2 片、尾龙骨适量，炖汤。

制作：（1）尾龙骨洗净，切件；仙茅、巴戟、红枣（去核）、枸杞子、生姜洗净，核桃去壳取核桃仁。

（2）把全部用料放入炖盅内，加水适量，炖盅加盖，隔开水文火炖 2 小时，调味供用。

功效：壮腰健肾、益气健身。

仙茅：性味，归经：辛，温，入肾经

【**功用**】补肾壮阳，祛寒除湿，《**本草纲目**》：主治心腹

冷气不能食，腰脚风冷挛痹不能行，丈夫虚劳，老人失溺无子，益阳道，久服通神强记，助筋骨，益肌块，长精神，明目。

使用注意：本品辛热性猛，肾火炽热者不宜用。

457.桑螵蛸核桃尾龙骨汤

用料：桑螵蛸 10 克、益智仁 10 克、核桃 10 个、尾龙骨适量，炖汤。

制作：（1）尾龙骨洗净，切件；桑螵蛸、益智仁洗净，核桃去壳取核桃仁。

（2）把全部用料放入炖盅内，加水适量，炖盅加盖，隔开水文火炖 2 小时，调味供用。

功效：益精止遗。

桑螵蛸：性味，归经：甘，咸，平，入肝，肾经

【功用】补肾助阳，固精缩尿，补肝肾命门，《神农本草经》：主治瘕症，阳痿，益精生子，女子血闭，腰疼，通五淋，利小便。

458.桑螵蛸芡实尾龙骨汤

用料：桑螵蛸 15 克、芡实 15 克、红枣 7 粒、枸杞子 10 克、陈皮 5 克、尾龙骨适量，炖汤。

制作：（1）尾龙骨洗净，切件；桑螵蛸、芡实、红枣（去

核）、枸杞子、陈皮洗净。

（2）把全部用料放入炖盅内，加水适量，炖盅加盖，隔开水文火炖2小时，调味供用。

功效：涩精、缩尿、止遗。

459. 覆盆子益智仁尾龙骨汤

用料：覆盆子15克、益智仁10克、红枣7粒、枸杞子10克、陈皮5克、尾龙骨适量，炖汤。

制作：（1）尾龙骨洗净，切件；覆盆子、益智仁、红枣（去核）、枸杞子、陈皮洗净。

（2）把全部用料放入炖盅内，加水适量，炖盅加盖，隔开水文火炖2小时，调味供用。

功效：涩精止遗、补肾。

覆盆子：性味，归经：甘，微酸，温，入肝，肾经

【功用】涩精缩小便，健脾止泻。《本草备要》：益肾脏而固精，补肝虚而明目，起阳痿，缩小便，泽肌肤，乌鬓发，女子多孕。

益智仁：性味，归经：辛，温，入脾，肾经

【功用】温肾固精，缩小便，温脾止泻，《本草原始》：主治：遗精虚漏，小便余沥，益气安神。

460. 当归益智羊肉汤

用料：益智 10 克、砂仁 5 克、当归 15 克、枸杞子 10 克、生姜 2 片、羊肉适量，炖汤。

制作：（1）羊肉洗净，切件；益智、砂仁、当归、枸杞子、生姜洗净。

（2）把全部用料放入炖盅内，加水适量，炖盅加盖，隔开水文火炖 2 小时，调味供用。

功效：补肾益气强精。

461. 巴戟栗子尾龙骨汤

用料：巴戟 15 克、栗子 100 克、生姜 3 片、尾龙骨适量，炖汤。

制作：（1）尾龙骨洗净，切件；巴戟、生姜洗净，栗子去壳和表皮。

（2）把全部用料放入炖盅内，加水适量，炖盅加盖，隔开水文火炖 2 小时，调味供用。

功效：补肾益气。

462. 杜仲狗脊鸡血藤汤

用料：杜仲 10 克、狗脊 10 克、鸡血藤 10 克、枸杞子 10 克、陈皮 5 克、尾龙骨适量，炖汤。

制作：（1）尾龙骨洗净，切件；杜仲、狗脊、鸡血藤、枸杞子、陈皮洗净。

（2）把全部用料放入炖盅内，加水适量，炖盅加盖，隔开水文火炖2小时，调味供用。

功效：补肾、益气、强筋。

463. 灵仙狗脊尾龙骨汤

用料：杜仲10克、灵仙10克、狗脊10克、尾龙骨适量，炖汤。

制作：（1）尾龙骨洗净，切件；杜仲、灵仙、狗脊洗净。

（2）把全部用料放入炖盅内，加水适量，炖盅加盖，隔开水文火炖2小时，调味供用。

功效：补肾益气、祛风、强筋止痛。

狗脊：性味，归经：苦，甘，温，入肝，肾经

【功用】补益肝肾，祛风湿，强筋骨，《本草纲目》：治失溺不节肾虚，脚弱腰疼，寒湿同痹。

464. 牛大力红枣尾龙骨汤

用料：牛大力30克、红枣7粒、枸杞子10克、尾龙骨适量，炖汤。

制作：（1）尾龙骨洗净，切件；牛大力、红枣（去核）、枸杞子洗净。

（2）把全部用料放入炖盅内，加水适量，炖盅加盖，隔开水文火炖2小时，调味供用。

功效：壮筋活络、补肾益气。

牛大力：性味，归经：甘，平，入肺，脾经
【功用】补脾润肺，舒筋活络。

465.牛大力陈皮尾龙骨汤

用料：牛大力15克、巴戟15克、红枣7粒、枸杞子10克、陈皮5克、尾龙骨适量，炖汤。

制作：（1）尾龙骨洗净，切件；牛大力、巴戟、红枣（去核）、枸杞子、陈皮洗净。

（2）把全部用料放入炖盅内，加水适量，炖盅加盖，隔开水文火炖2小时，调味供用。

功效：补肾益气、强筋。

补气方（养生秘方）。

466.芡实人参瘦肉汤

用料：芡实15克、茯苓10克、人参10克、白术10克、生姜4片、瘦肉适量，炖汤。

制作：（1）瘦肉洗净，切件；芡实、茯苓、人参、白术、生姜洗净。

（2）把全部用料放入炖盅内，加水适量，炖盅加盖，隔开水文火炖 2 小时，调味供用。

功效：益精固肾、补气。

467. 肉苁蓉仙灵脾瘦肉汤

用料：肉苁蓉 10 克、仙灵脾 10 克、枸杞子 7 克、生姜 3 片、瘦肉适量，炖汤。

制作：（1）瘦肉洗净，切件；肉苁蓉、仙灵脾、枸杞子、生姜洗净。

（2）把全部用料放入炖盅内，加水适量，炖盅加盖，隔开水文火炖 2 小时，调味供用。

功效：补肾益气。

淫羊藿（羊藿叶，仙灵脾）：性味，归经：辛，甘，温，入肾经

【功用】补肾壮阳，祛风散湿，《本草纲目》：主治阳痿绝伤，茎中痛，益力气，强志。

468. 茯苓菖蒲瘦肉汤

用料：茯苓 15 克、菖蒲 10 克、红枣 7 粒、白术 10 克、生姜 3 片、瘦肉适量，炖汤。

制作：（1）瘦肉洗净，切件；茯苓、菖蒲、红枣（去核）、

白术、生姜洗净。

（2）把全部用料放入炖盅内，加水适量，炖盅加盖，隔开水文火炖 2 小时，调味供用。

功效：补气、养身、宁神。

石菖蒲：性味，归经：辛，温，入心，肝，胃经

【功用】宣窍除痰，辟浊和中，《本草备要》：去湿逐风，除痰消积，开窍宽中。

469. 附子白术瘦肉汤

用料：熟附子 10 克、白术 10 克、干姜 5 克、红枣 10 克、枸杞子 10 克、瘦肉适量，炖汤。

制作：（1）瘦肉洗净，切件；熟附子（开水浸泡半小时再去掉水）、白术、干姜、红枣（去核）、枸杞子洗净。

（2）把全部用料放入炖盅内，加水适量，炖盅加盖，隔开水文火炖 3~4 小时，调味供用。

功效：温经回阳、补肾益气。

470. 附子干姜瘦肉汤（回阳瘦肉汤）

用料：熟附子 10 克、干姜 9 克、炙草 6 克、人参 10 克、肉桂 2 克（后下）、瘦肉适量，炖汤。

制作：（1）瘦肉洗净，切件；熟附子（开水浸泡半小时

再去掉水）、干姜、炙草、人参洗净。

（2）把瘦肉、熟附子、干姜、炙草、人参放入炖盅内，加水适量，炖盅加盖，隔开水文火炖 3~4 小时，再加入肉桂调味供用。

功效：回阳救逆、补肾益气。

471. 巴戟补肾益精瘦肉汤

用料：巴戟 10 克、肉苁蓉 10 克、锁阳 10 克、枸杞子 10 克、党参 10 克、黄芪 10 克、生姜 3 片、瘦肉适量，炖汤。

制作：（1）瘦肉洗净，切件；巴戟、肉苁蓉、锁阳、枸杞子、党参、黄芪、生姜洗净。

（2）把全部用料放入炖盅内，加水适量，炖盅加盖，隔开水文火炖 2 小时，调味供用。

功效：补肾填精，益气固涩。

472. 陈砂六君子瘦肉汤

用料：陈皮 6 克、党参 15 克、白术 10 克、茯苓 10 克、炙草 5 克、砂仁 5 克、瘦肉适量，炖汤。

制作：（1）瘦肉洗净，切件；陈皮、党参、白术、茯苓、炙草、砂仁洗净。

（2）把全部用料放入炖盅内，加水适量，炖盅加盖，隔开水文火炖 2 小时，调味供用。

功效：燥湿祛痰，行气和胃。

473. 肉苁蓉柏子仁瘦肉汤

用料：肉苁蓉 10 克、当归 5 克、枸杞子 5 克、柏子仁 10 克、生姜 3 片、瘦肉适量，炖汤。

制作：（1）瘦肉洗净，切件；肉苁蓉、当归、枸杞子、柏子仁、生姜洗净。

（2）把全部用料放入炖盅内，加水适量，炖盅加盖，隔开水文火炖 2 小时，调味供用。

功效：填补肾精，补肾益气。

474. 紫河车鹿茸鱼鳔汤

用料：鱼鳔 10 克、紫河车 15 克、鹿茸 10 克、熟地 15 克、当归 10 克、红枣 10 克、枸杞子 10 克、生姜 3 片、瘦肉适量，炖汤。

制作：（1）瘦肉洗净，切件；鱼鳔、紫河车、鹿茸、熟地、当归、红枣（去核）、枸杞子、生姜洗净。

（2）把全部用料放入炖盅内，加水适量，炖盅加盖，隔开水文火炖 2 小时，调味供用。

功效：补肾益气添精。

475. 仙灵脾生精益肾汤

用料：仙灵脾 10 克、枸杞子 10 克、覆盆子 10 克、桑甚子 10 克、菟丝子 10 克、黄芪 15 克、当归 5 克、瘦肉适量，炖汤。

制作：（1）瘦肉洗净，切件；仙灵脾、枸杞子、覆盆子、桑甚子、菟丝子、黄芪、当归洗净。

（2）把全部用料放入炖盅内，加水适量，炖盅加盖，隔开水文火炖 2 小时，调味供用。

功效：益肾养精。

十一、儿科炖汤

476. 谷麦芽鸡肾汤

用料：谷芽 7 克、麦芽 7 克、鸡肾一只、瘦肉适量，炖汤。

制作：(1) 瘦肉、鸡肾洗净，切件；谷芽、麦芽洗净装进汤袋。

（2) 把全部用料放入炖盅内，加水适量，炖盅加盖，隔开水文火炖 1~2 小时，调味供用。

功效：开胃消食。

麦芽：性味，归经：咸，甘，平，入脾，胃经

【功用】消食健胃，回乳，《得配本草》：除痰饮，化症结，治一切米麦果积，治妇人乳秘成痈。

谷芽：性味，归经：甘，平，入脾，胃经

【功用】消食健胃，《得配本草》：快脾开胃，消食下气，温中化积，为健脾温中之圣药。

477. 山楂麦芽内金瘦肉汤

用料：山楂 7 克、麦芽 7 克、鸡内金 7 克、生姜 2 片、瘦肉适量，炖汤。

制作：（1）瘦肉洗净，切件；山楂、麦芽、鸡内金、生姜洗净装进汤袋。

（2）把全部用料放入炖盅内，加水适量，炖盅加盖，隔开水文火炖 2 小时，调味供用。

功效：开胃消食。

鸡内金：性味，归经：甘，涩，平，入脾，胃，膀胱经

【功用】消食化积，健脾胃，止遗尿，化石通淋，《本草备要》：能消水谷，除热止烦，通小便，膀胱，治泻痢便数，以溺溺血，崩带肠风，膈消反胃，小儿厌食症。

478. 茯苓麦芽瘦肉汤

用料：茯苓 7 克、麦芽 7 克、鸡内金 7 克、生姜 2 片、瘦肉适量，炖汤。

制作：（1）瘦肉洗净，切件；茯苓、麦芽、鸡内金、生姜洗净装进汤袋。

（2）把全部用料放入炖盅内，加水适量，炖盅加盖，隔开水文火炖 1~2 小时，调味供用。

功效：开胃消食。

茯苓：性味，归经：甘，淡，平，入脾，胃，心，肺，肾经

【功用】利水祛湿，健脾补中，宁心安神，《神农本草经》：主胸肋逆气，忧虑，惊邪，恐悸，心下结痛，寒热烦满，咳逆，口焦舌干，利小便，久服安魂养神，不饥延年。

479.猪苓内金瘦肉汤

用料：茯苓 7 克、猪苓 7 克、麦芽 7 克、鸡内金 7 克、生姜 2 片、瘦肉适量，炖汤。

制作：(1) 瘦肉洗净，切件；茯苓、猪苓、麦芽、鸡内金、生姜洗净装进汤袋。

（2）把全部用料放入炖盅内，加水适量，炖盅加盖，隔开水文火炖 2 小时，调味供用。

功效：健脾开胃。

480.茯苓淮山瘦肉汤

用料：茯苓 7 克、淮山 7 克、麦芽 7 克、陈皮 5 克、生姜 2 片、瘦肉适量，炖汤。

制作：(1) 瘦肉洗净，切件；茯苓、淮山、麦芽、陈皮、生姜洗净装进汤袋。

（2）把全部用料放入炖盅内，加水适量，炖盅加盖，隔开水文火炖 2 小时，调味供用。

功效：健脾开胃。

481. 白术麦芽瘦肉汤

用料：白术 7 克、茯苓 7 克、麦芽 7 克、生姜 2 片、瘦肉适量，炖汤。

制作：（1）瘦肉洗净，切件；白术、茯苓、麦芽、生姜洗净装进汤袋。

（2）把全部用料放入炖盅内，加水适量，炖盅加盖，隔开水文火炖 2 小时，调味供用。

功效：健脾开胃消食。

482. 独脚金麦芽瘦肉汤

用料：独脚金 3 克、麦芽 7 克、鸡内金 5 克、瘦肉适量，炖汤。

制作：（1）瘦肉洗净，切件；独脚金、麦芽、鸡内金洗净装进汤袋。

（2）把全部用料放入炖盅内，加水适量，炖盅加盖，隔开水文火炖 2 小时，调味供用。

功效：消疳积、健脾胃。

独脚金（疳积草）：性味，归经：甘，淡，微寒，入肝，脾经

【功用】清热消痱，清小儿夏季热。

483. 鸡内金红枣瘦肉汤

用料：红枣 5 粒、枸杞子 7 克、鸡内金 7 克、瘦肉适量，炖汤。

制作：（1）瘦肉洗净，切件；红枣（去核）、枸杞子、鸡内金洗净。

（2）把全部用料放入炖盅内，加水适量，炖盅加盖，隔开水文火炖 2 小时，调味供用。

功效：补血开胃。

484. 淮山枸杞子瘦肉汤

用料：淮山 7 克、枸杞子 7 克、麦芽 7 克、鸡内金 7 克、瘦肉适量，炖汤。

制作：（1）瘦肉洗净，切件；淮山、枸杞子、麦芽、鸡内金洗净装进汤袋。

（2）把全部用料放入炖盅内，加水适量，炖盅加盖，隔开水文火炖 2 小时，调味供用。

功效：健脾开胃。

485. 薏米芡实瘦肉汤

用料：芡实 7 克、薏米 7 克、扁豆 7 克、麦芽 7 克、生姜 2 片、瘦肉适量，炖汤。

制作：(1)瘦肉洗净，切件；芡实、薏米、扁豆、麦芽、生姜洗净装进汤袋。

(2)把全部用料放入炖盅内，加水适量，炖盅加盖，隔开水文火炖 2 小时，调味供用。

功效：健脾祛湿，开胃。

486. 淮山芡实瘦肉汤

用料：淮山 7 克、芡实 7 克、红枣 7 克、枸杞子 7 克、瘦肉适量，炖汤。

制作：(1)瘦肉洗净，切件；淮山、芡实、红枣（去核）、枸杞子洗净。

(2)把全部用料放入炖盅内，加水适量，炖盅加盖，隔开水文火炖 2 小时，调味供用。

功效：健脾补血。

487. 党参淮山瘦肉汤

用料：党参 7 克、白术 7 克、淮山 7 克、枸杞子 7 克、生姜 2 片、瘦肉适量，炖汤。

制作：(1)瘦肉洗净，切件；党参、白术、淮山、枸杞子、生姜洗净。

（2）把全部用料放入炖盅内，加水适量，炖盅加盖，隔开水文火炖2小时，调味供用。

功效：益气健脾。

488. 核桃红枣汤

用料：巴戟7克、核桃7克、红枣5粒、枸杞子3克、瘦肉适量，炖汤。

制作：（1）瘦肉洗净，切件；巴戟、红枣（去核）、枸杞子洗净，核桃去壳取核桃仁。

（2）把全部用料放入炖盅内，加水适量，炖盅加盖，隔开水文火炖2小时，调味供用。

功效：补益气血、补肾止遗。

489. 巴戟瘦肉止咳汤

用料：巴戟7克、川贝3克、生姜2片、瘦肉适量，炖汤。

制作：（1）瘦肉洗净，切件；巴戟、川贝、生姜洗净。

（2）把全部用料放入炖盅内，加水适量，炖盅加盖，隔开水文火炖1~2小时，调味供用。

功效：补肾、益气、止咳。

490. 巴戟竹茹化痰汤

用料：巴戟 7 克、川贝 5 克、竹茹 3 克、陈皮 3 克、生姜 2 片、瘦肉适量。

制作：（1）瘦肉洗净，切件；巴戟、川贝、竹茹、陈皮、生姜洗净。

（2）把全部用料放入炖盅内，加水适量，炖盅加盖，隔开水文火炖 2 小时，调味供用。

功效：补肾、化痰、止咳。

竹茹：性味，归经：甘，微寒，入胃，肺经

【功用】清化热痰，清热止呕，《得配本草》：清上焦之火，消虚热之痰，疗惊悸，止胎动，呕哕噎膈，止血崩中，因内火致者，非此不治。

491. 川贝雪梨汤

用料：雪梨 1 个、川贝 3 克、陈皮 3 克、生姜 2 片、瘦肉适量，炖汤。

制作：（1）瘦肉洗净，切件；雪梨（切块）、川贝、陈皮、生姜洗净。

（2）把全部用料放入炖盅内，加水适量，炖盅加盖，隔开水文火炖 1~2 小时，调味供用。

功效：清热、化痰、止咳。

492. 白术川贝瘦肉汤

用料：巴戟 7 克、白术 5 克、川贝 5 克、陈皮 3 克、生姜 2 片、瘦肉适量，炖汤。

制作：（1）瘦肉洗净，切件；巴戟、白术、川贝、陈皮、生姜洗净。

（2）把全部用料放入炖盅内，加水适量，炖盅加盖，隔开水文火炖 2 小时，调味供用。

功效：健脾补肾化痰止咳。

493. 川贝枇杷叶汤

用料：巴戟 7 克、川贝 3 克、杷叶 3 克、陈皮 5 克、瘦肉适量，炖汤。

制作：（1）瘦肉洗净，切件；巴戟、川贝、杷叶、陈皮洗净装进汤袋。

（2）把全部用料放入炖盅内，加水适量，炖盅加盖，隔开水文火炖 1~2 小时，调味供用。

功效：健脾化痰止咳。

494. 山楂夏枯草瘦肉汤

用料：山楂 7 克、麦芽 7 克、夏枯草 7 克、生地 7 克、生姜 2 片、瘦肉适量，炖汤。

制作：（1）瘦肉洗净，切件；山楂、麦芽、夏枯草、生地、生姜洗净装进汤袋。

（2）把全部用料放入炖盅内，加水适量，炖盅加盖，隔开水文火炖 1~2 小时，调味供用。

功效：清热开胃。

495. 夏枯草鸡内金汤

用料：麦芽 7 克、夏枯草 7 克、鸡内金 7 克、瘦肉适量，炖汤。

制作：（1）瘦肉洗净，切件；麦芽、夏枯草、鸡内金洗净装进汤袋。

（2）把全部用料放入炖盅内，加水适量，炖盅加盖，隔开水文火炖 2 小时，调味供用。

功效：清热开胃散结。

496. 竹叶灯芯草汤

用料：竹叶 5 克、灯芯草 5 扎、红枣 5 粒、鸡内金 5 克、瘦肉适量，炖汤。

制作：（1）瘦肉洗净，切件；竹叶、灯芯草、红枣（去核）、鸡内金洗净装进汤袋。

（2）把全部用料放入炖盅内，加水适量，炖盅加盖，隔开水文火炖 2 小时，调味供用。

功效：清热除烦助眠。

淡竹叶：性味，归经：甘，淡，微寒，入心，胃，膀胱经

【功用】清热除烦，利水通淋，《本草原始》：主治胸中痰热，咳逆上气。

灯芯草：性味，归经：甘，淡，微寒，入心，脾，小肠经

【功用】利水祛湿，清心泻热，《本草原始》：主治五淋，泻肿，治阴窍不利，行水，除水肿癃闭，治急喉痹，烧灰吹之甚捷，降心火，止血，通气散肿，止渴。

验方：治小儿夜啼，用灯芯草烧灰涂乳上喂吃。

497. 葛根粳米汤

用料：葛根30克、粳米10克、生姜3片、瘦肉适量，炖汤。
制作：（1）瘦肉洗净，切件；葛根、粳米、生姜洗净。

（2）把全部用料放入炖盅内，加水适量，炖盅加盖，隔开水文火炖2小时，调味供用。

功效：清大肠热，发烧过后，余邪未尽极好。

葛根：性味，归经：甘，辛，凉，入胃，脾经

【功用】解肌退热，生津止渴，透发麻疹，止泻止痢，《本草原始》：葛根主治：消渴，身大热，呕吐，诸痹，起阴气，解诸毒。

498. 葛根淮山瘦肉汤

用料：葛根30克、淮山15克、生姜3片、瘦肉适量，炖汤。

制作：（1）瘦肉洗净，切件；葛根、淮山、生姜洗净。

（2）把全部用料放入炖盅内，加水适量，炖盅加盖，隔开水文火炖2小时，调味供用。

功效：养阴生津，清大肠热。

499. 葛根夏枯草瘦肉汤

用料：干葛根30克、夏枯草5克、麦冬5克、生姜2片、瘦肉适量，炖汤。

制作：（1）瘦肉洗净，切件；干葛根、夏枯草、麦冬、生姜洗净。

（2）把全部用料放入炖盅内，加水适量，炖盅加盖，隔开水文火炖2小时，调味供用。

功效：养阴清热。

500. 白术胡椒猪肚汤

用料：白术7克、砂仁5克、胡椒7克、猪肚半只，炖汤。

制作：（1）猪肚洗净，切件；白术、砂仁、胡椒洗净装进汤袋。

（2）把全部用料放入炖盅内，加水适量，炖盅加盖，隔开水文火炖2小时，调味供用。

功效：健脾暖胃、消食。

501. 莲子芡实瘦肉汤

用料：莲子（去心）10 克、芡实 7 克、红枣 3 粒、枸杞子 7 克、生姜 3 片、瘦肉适量，炖汤。

制作：（1）瘦肉洗净，切件；莲子（去心）、芡实、红枣（去核）、枸杞子、生姜洗净。

（2）把全部用料放入炖盅内，加水适量，炖盅加盖，隔开水文火炖 2 小时，调味供用。

功效：清补健脾。

502. 益智桑螵蛸瘦肉汤

用料：益智 7 克、桑螵蛸 7 克、枸杞子 5 克、淮山 7 克、瘦肉适量，炖汤。

制作：（1）瘦肉洗净，切件；益智、桑螵蛸、枸杞子、淮山洗净。

（2）把全部用料放入炖盅内，加水适量，炖盅加盖，隔开水文火炖 2 小时，调味供用。

功效：缩泉止溺、小儿遗尿较佳。

503. 太子参红枣瘦肉汤

用料：太子参 7 克、红枣 5 粒、枸杞子 7 克、瘦肉适量，炖汤。

制作：（1）瘦肉洗净，切件；太子参、红枣（去核）、枸杞子洗净。

（2）把全部用料放入炖盅内，加水适量，炖盅加盖，隔开水文火炖 2 小时，调味供用。

功效：补气生津、健脾。

504. 夏枯草瘦肉汤

用料：夏枯草 7 克、猫爪草 5 克、生姜 2 片、瘦肉适量，炖汤。

制作：（1）瘦肉洗净，切件；夏枯草、猫爪草、生姜洗净装进汤袋。

（2）把全部用料放入炖盅内，加水适量，炖盅加盖，隔开水文火炖 2 小时，调味供用。

功效：清热散结，对小儿脑后或身体其他部位核肿，效果良好，一周显效。

505. 北芪萸肉汤

用料：北芪 10 克、小麦 10 克、萸肉 7 克、瘦肉适量，炖汤。

制作：（1）瘦肉洗净，切件；北芪、小麦、萸肉洗净装进汤袋。

（2）把全部用料放入炖盅内，加水适量，炖盅加盖，隔开水文火炖2小时，调味供用。

功效：益气止汗。

506.粉葛马蹄甘蔗汤

用料：粉葛30克、马蹄20克、甘蔗150克、瘦肉适量，炖汤。

制作：（1）瘦肉洗净，切件；粉葛、马蹄、甘蔗洗净削皮切块。

（2）把全部用料放入炖盅内，加水适量，炖盅加盖，隔开水文火炖2小时，调味供用。

功效：生津止渴，养阴清热。

507.蚝豉发菜瘦肉汤

用料：蚝豉15克、发菜7克、瑶柱7克、生姜3片、瘦肉适量，炖汤。

制作：（1）瘦肉洗净，切件；蚝豉、发菜、瑶柱、生姜洗净。

（2）把全部用料放入炖盅内，加水适量，炖盅加盖，隔开水文火炖2小时，调味供用。

功效：清热开胃。

508. 桑叶麦芽瘦肉汤

用料：嫩桑叶 5 克、麦芽 7 克、枸杞子 5 克、生姜 2 片、瘦肉适量，炖汤。

制作：(1) 瘦肉洗净，切件；嫩桑叶、麦芽、枸杞子、生姜洗净装进汤袋。

（2）把全部用料放入炖盅内，加水适量，炖盅加盖，隔开水文火炖 2 小时，调味供用。

功效：清热开胃。

桑叶：性味，归经：甘，苦，微寒，入肺，肝经

【功用】疏风清热，清肝明目，《中医方药学》：本品甘凉轻清，善清肺经及解表风热，亦有用于肺热及燥邪伤肺之咳嗽。

509. 麦冬枸杞石斛汤

用料：麦冬 7 克、枸杞子 7 克、红枣 5 粒、石斛 5 克、瘦肉适量，炖汤。

制作：(1) 瘦肉洗净，切件；麦冬、枸杞子、红枣（去核）、石斛洗净。

（2）把全部用料放入炖盅内，加水适量，炖盅加盖，隔开水文火炖 2 小时，调味供用。

功效：养阴生津。

510. 僵蚕全虫瘦肉汤

用料：僵蚕 5 克、全虫 3 克、生姜 3 片、麦芽 7 克、白术 5 克、瘦肉适量，炖汤。

制作：（1）瘦肉洗净，切件；僵蚕、全虫、生姜、麦芽、白术洗净装进汤袋。

（2）把全部用料放入炖盅内，加水适量，炖盅加盖，隔开水文火炖 2 小时，调味供用。

功效：祛风定惊。

僵蚕：性味，归经：咸，辛，平，入肝，肺经

【功用】祛风解痉，除痰散结，《本草原始》：主治小儿惊痫夜啼，去浊，更黑黯，令人面色好，男子阳痿病，女子崩中赤白，产后腹痛，灭诸疮瘢痕，为末，封丁肿拔根，极效。散风痰，结核，头风，风虫齿痛，皮肤风，丹毒作痒，崩中下血，小儿萎蚀鳞体，一切金疮疔肿，风疾。

全蝎（全虫）：性味，归经：辛，甘，平，有毒，入肝经

【功用】祛风镇痛，解毒消疮，《得配本草》：一切风木致病，耳聋掉眩，痰疟惊痫，几乎不疗，且引风药达病所，以扫其根，入降药暖肾气，以止其痛。

511. 熟地枸杞子瘦肉汤

用料：熟地 7 克、红枣 3 粒、枸杞子 5 克、生姜 2 片、

瘦肉适量，炖汤。

制作：（1）瘦肉洗净，切件；熟地、红枣（去核）、枸杞子、生姜洗净。

（2）把全部用料放入炖盅内，加水适量，炖盅加盖，隔开水文火炖2小时，调味供用。

功效：养阴补血。

熟地：性味，归经：甘，微温，入肝，肾，心经

【功用】补血，滋阴，为补血滋阴药，善治血虚精亏之月经不调或面色萎黄。《本草纲目》：填骨髓，长肌肉，生精血，补五脏内伤不足，通血脉，利耳目，黑须发。

512. 巴戟松贝雪梨汤

用料：巴戟10克、雪梨1个、松贝3克、瘦肉适量，炖汤。

制作：（1）瘦肉洗净，切件；巴戟、雪梨（切块）、松贝洗净。

（2）把全部用料放入炖盅内，加水适量，炖盅加盖，隔开水文火炖2小时，调味供用。

功效：化痰止咳。

513. 葛根雪梨汤

用料：葛根7克、甘蔗10克、雪梨1个、生姜3片、

瘦肉适量，炖汤。

制作：（1）瘦肉洗净，切件；葛根、生姜洗净，甘蔗、雪梨削皮切块。

（2）把全部用料放入炖盅内，加水适量，炖盅加盖，隔开水文火炖2小时，调味供用。

功效：清热生津化痰。

514. 巴戟芦根瘦肉汤

用料：巴戟7克、芦根7克、川贝5克、瘦肉适量，炖汤。

制作：（1）瘦肉洗净，切件；巴戟、芦根、川贝洗净。

（2）把全部用料放入炖盅内，加水适量，炖盅加盖，隔开水文火炖2小时，调味供用。

功效：补气化痰止咳。

芦根：性味，归经：甘，寒，入肺，胃经

【功用】清热生津，利尿，清胃止呕，《得配本草》：退邪热，下逆气，止呕哕，除烦渴，疗便数劳复，解血肉毒。

515. 巴戟熟地瘦肉汤

用料：巴戟7克、熟地10克、红枣3粒、枸杞子7克、陈皮5克、瘦肉适量，炖汤。

制作：（1）瘦肉洗净，切件；巴戟、熟地、红枣（去核）、

枸杞子、陈皮洗净。

（2）把全部用料放入炖盅内，加水适量，炖盅加盖，隔开水文火炖2小时，调味供用。

功效：补脾益气，补血生津。

516. 沙参薏米陈皮汤

用料：沙参7克、红枣3粒、陈皮5克、薏米7克、瘦肉适量，炖汤。

制作：（1）瘦肉洗净，切件；沙参、红枣（去核）、陈皮、薏米洗净。

（2）把全部用料放入炖盅内，加水适量，炖盅加盖，隔开水文火炖2小时，调味供用。

功效：生津健脾。

517. 杏仁巴戟川贝汤

用料：杏仁7克、巴戟7克、川贝5克、瘦肉适量，炖汤。

制作：（1）瘦肉洗净，切件；杏仁、巴戟、川贝洗净。

（2）把全部用料放入炖盅内，加水适量，炖盅加盖，隔开水文火炖2小时，调味供用。

功效：补肾止咳。

518. 肉苁蓉松贝瘦肉汤

用料：杏仁 7 克、肉苁蓉 7 克、松贝 5 克、生姜 2 片、瘦肉适量，炖汤。

制作：（1）瘦肉洗净，切件；杏仁、肉苁蓉、松贝、生姜洗净。

（2）把全部用料放入炖盅内，加水适量，炖盅加盖，隔开水文火炖 2 小时，调味供用。

功效：补肾、化痰、止咳。

519. 海马田七瘦肉汤

用料：海马 1 条、巴戟 7 克、田七 5 克、生姜 2 片、瘦肉适量，炖汤。

制作：（1）瘦肉洗净，切件；海马、巴戟、田七、生姜洗净。

（2）把全部用料放入炖盅内，加水适量，炖盅加盖，隔开水文火炖 2 小时，调味供用。

功效：补肾祛瘀。

520. 杏仁粳米瘦肉汤

用料：南杏 7 克、粳米 20 克、红枣 3 粒、枸杞子 5 克、生姜 2 片、瘦肉适量，炖汤。

制作：（1）瘦肉洗净，切件；南杏、粳米、红枣（去核）、枸杞子、生姜洗净。

（2）把全部用料放入炖盅内，加水适量，炖盅加盖，隔开水文火炖2小时，调味供用。

功效：化痰止咳。

521. 巴戟冬花瘦肉汤

用料：巴戟7克、松贝3克、冬花3克、生姜2片、瘦肉适量，炖汤。

制作：（1）瘦肉洗净，切件；巴戟、松贝、冬花、生姜洗净。

（2）把全部用料放入炖盅内，加水适量，炖盅加盖，隔开水文火炖2小时，调味供用。

功效：补肾化痰。

款冬花（冬花）：性味，归经：辛，温，入肺经

【功用】下气止咳，《得配本草》：开痰止嗽，下气除烦，却喉痹，疗肺痿。

522. 白术芪党瘦肉汤

用料：白术7克、北芪7克、党参7克、红枣3粒、枸杞子5克、生姜2片、瘦肉适量，炖汤。

制作：（1）瘦肉洗净，切件；白术、北芪、党参、红枣（去

核）、枸杞子、生姜洗净。

（2）把全部用料放入炖盅内，加水适量，炖盅加盖，隔开水文火炖2小时，调味供用。

功效：补中益气，健脾。

523.薏米扁豆陈皮汤

用料：薏米10克、扁豆10克、红枣7粒、枸杞子5克、陈皮3克、瘦肉适量，炖汤。

制作：（1）瘦肉洗净，切件；薏米、扁豆、红枣（去核）、枸杞子、陈皮洗净。

（2）把全部用料放入炖盅内，加水适量，炖盅加盖，隔开水文火炖2小时，调味供用。

功效：健脾祛湿。

524.沙参瘦肉汤

用料：沙参7克、薏米7克、麦冬7克、夏枯草3克、瘦肉适量，炖汤。

制作：（1）瘦肉洗净，切件；沙参、薏米、麦冬、夏枯草洗净装进汤袋。

（2）把全部用料放入炖盅内，加水适量，炖盅加盖，隔开水文火炖2小时，调味供用。

功效：养阴清热。

525. 玉竹莲子瘦肉汤

用料：沙参 7 克、玉竹 7 克、薏米 7 克、莲子 10 克、生姜 3 片、瘦肉适量，炖汤。

制作：（1）瘦肉洗净，切件；沙参、玉竹、薏米、莲子、生姜洗净。

（2）把全部用料放入炖盅内，加水适量，炖盅加盖，隔开水文火炖 2 小时，调味供用。

功效：养阴清热。

（注：所有汤中可用骨头、三鸟、鱼类或其他允许食用动物的肉。）

说明
(二)
"

　　药食同源名称及药物："食药同源"的来由，中国中医学自古以来就有"药食同源"（又称为"医食同源"）理论。这一理论认为：许多食物既是食物也是药物，食物和药物一样能够防治疾病。在中国古代，神农尝百草，食物与药物大多来自自然界，通过品尝实践得出许多草药既是药品又是食品。经过劳动人民的不断实践，发现了许多食物既可以食用，也可以作为药用，大部分果蔬绿植食物不但能吃还能医治一些简单的病证。劳动人民通过传承和漫长地总结能治病的中药，既可食用，又可药用，这就是"食药同源"的缘故。所以，从不同的方面来说，大部分食物也是药物，它们来源于大自然，在生产劳动中被人们用来食用治病，同时很多食物也具有四气五味的特性，是天然的药物。发展至今天，仍有很多食物被医家当作中药广泛使用，如大枣、百合、莲子。同样，也有很多中药材，通常人们也常当作食品用，如枸杞子、续断、巴戟、锁阳、肉苁蓉等。国家在日常应用中认可的药食同源药品：

丁香、八角、茴香、刀豆、小茴香、小蓟、山药、山楂、马齿苋、乌梢蛇、乌梅、木瓜、火麻仁、代代花、玉竹、甘草、白芷、白果、白扁豆、白扁豆花、龙眼肉（桂圆）、决明子、百合、肉豆蔻、肉桂、余甘子、佛手、杏仁、沙棘、芡实、花椒、红小豆、阿胶、鸡内金、麦芽、昆布、枣（大枣、黑枣、酸枣）、罗汉果、郁李仁、金银花、青果、鱼腥草、姜（生姜、干姜）、枳子、枸杞子、栀子、砂仁、胖大海、茯苓、香橼、香薷、桃仁、桑叶、桑葚、橘红、橘梗、益智仁、荷叶、莱菔子、莲子、高良姜、淡竹叶、淡豆豉、菊花、菊苣、黄芥子、黄精、紫苏、紫苏籽、葛根、黑芝麻、黑胡椒、槐米、槐花、蒲公英、蜂蜜、榧子、酸枣仁、鲜白茅根、鲜芦根、蝮蛇、橘皮、薄荷、薏苡仁、薤白、覆盆子、藿香、人参、山银花、芫荽、玫瑰花、松花粉、粉葛、布渣叶、夏枯草、当归、山奈、西红花、草果、姜黄、荜茇、党参、肉苁蓉、铁皮石斛、西洋参、黄芪、灵芝、天麻、山茱萸、杜仲叶。

作者对"是药三分毒"的认识

"是药三分毒"这句话，恐怕绝大多数人都知晓，而且特别深入人心，据称来自两千年前的《黄帝内经》，古人将药与毒并列，认为药就是毒，毒就是药，按照中医理论，毒是指药物的偏性，指药的有效成分，因此也就有了以"偏"治偏，以"毒"攻毒这种说法。到了今天，"是药三分毒"一般被理解为只要是药物，就会有毒副作用。实际就是药的作用，是药就有它治疗的作用。如张景岳说："药以治病，因毒为能，所谓毒者，因它味之有偏也。若气味之正者，则食之属也，所以食人之正气，气味之偏者，药饵之属是也，所以去人之邪气，其为敌也，正以人之为病，病在阴阳偏性……大凡可避邪安正者，均可称为毒药，故曰毒药攻邪也。"因此"是药三分毒"可以理解为，是药就有它自己的独特作用，最少都有三分功效。

参考书籍：

《本草备要》《雷公炮制药性解》《中医方药学》《施今墨对药》《本草纲目》《本草从新》《中药学》《大明本草》《得配本草》《本草原始》《黄帝内经》《神农本草经》。

食疗养生靓汤